# TAI CHI

Hernando Nieto H.
2004.

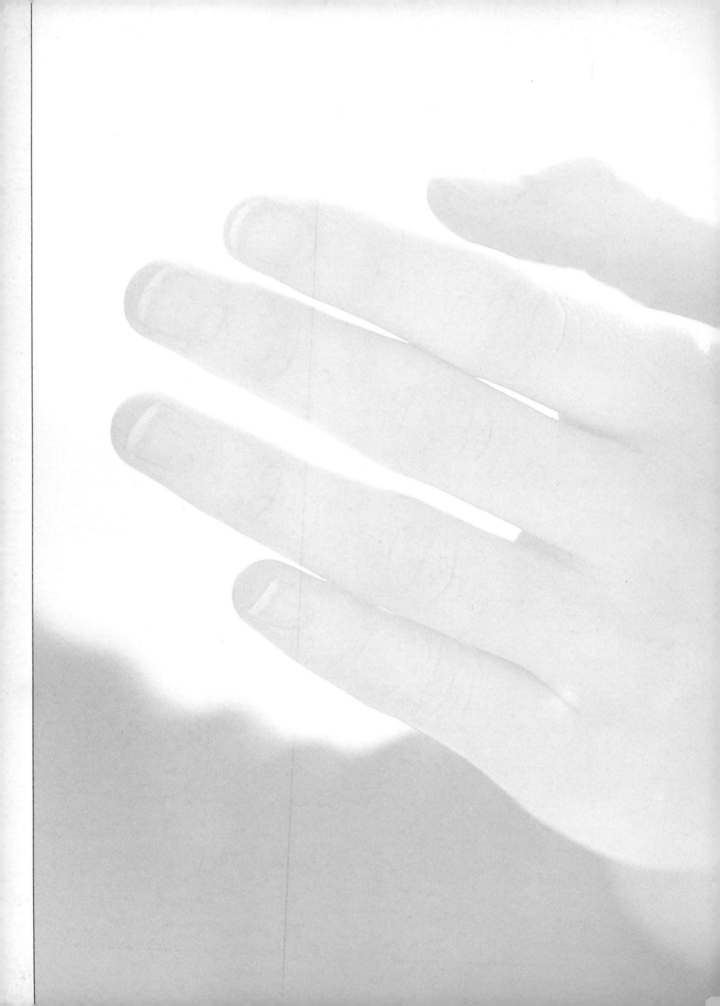

# TAI CHI

CHRISTIAN F. HANCHE

Primera publicación en España por:

C/ Primavera, 35 - Polígono Industrial El Malvar

28500 Arganda del Rey, MADRID - ESPAÑA

E-mail: edimat@edimat.es

http//www.edimat.es


Publicado en UK por New Holland Published (UK) Ltd

Impreso y encuadernado en Singapur por Craft Print International Ldt

## ACLARACIÓN

Aunque el autor y los editores han puesto todo su empeño en que la información contenida en este libro fuera precisa en el momento de su publicación, no aceptan ninguna responsabilidad en caso de daño, perjurio o inconveniencia causada durante la utilización o seguimiento de los consejos que en él se citan.

## DEDICACIONES DEL AUTOR

*A mis padres;*
*a Sifu Derek Frearson, por su dedicación y seriedad;*
*a Sifu Leslie Reed, por su tutela y adherencia a la tradición; a Sifu Marco Kavalieratos, por su generosidad espiritual, y a W.O.1 – J.H.N. Roodman, ya jubilado, por los ideales de liderazgo más genuinos.*

# CONTENIDOS

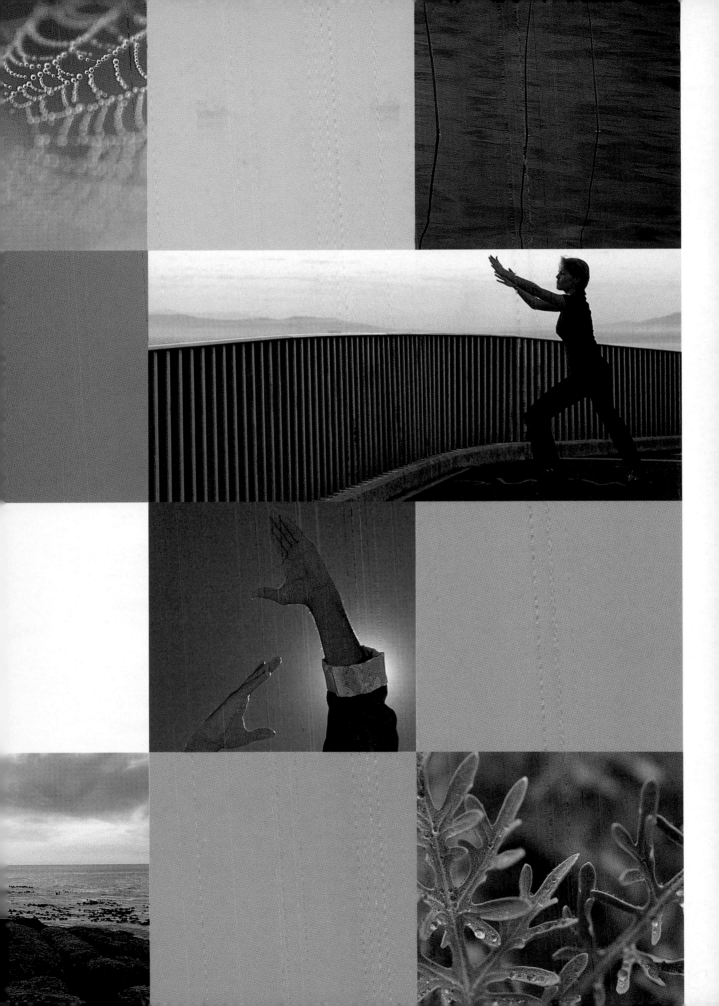

# INTRODUCCIÓN

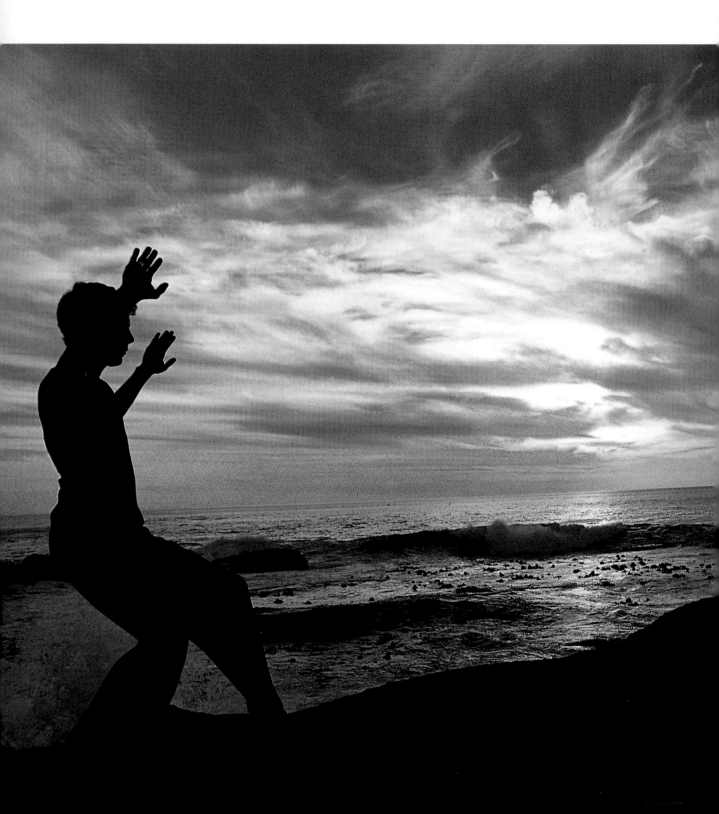

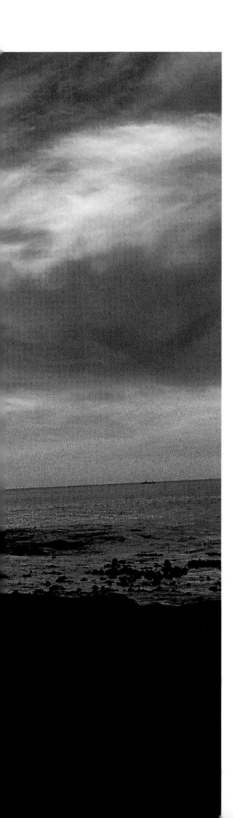

EL TAI CHI CHUAN, *que se traduce literalmente como "Puño Fundamental y Supremo", es un arte marcial de origen chino. Como el tao, el símbolo que representa el yin y el yang, el arte presenta una dualidad dinámica. Mientras que el aspecto marcial pone énfasis en los cierres, los bloqueos, los puñetazos y las patadas, también hay movimientos que estimulan el estiramiento, la fuerza, la flexibilidad y la relajación. Cada aspecto tiene características de los otros y no puede existir independientemente. Centrarse en un solo aspecto del arte supone una pérdida de sustancia sin la cual nos quedamos con una serie de movimientos sin significado ni propósito.*

*Las técnicas y los movimientos que se aprenden en Tai Chi Chuan hoy en día a menudo no son más que meras sombras de los originales. Sin embargo, aunque hemos progresado mucho desde los días de los enfrentamientos en combates mano a mano, es importante que sigamos en contacto con los orígenes del Tai Chi, no para fomentar la intención marcial originaria que hay detrás del arte, sino para respetar la historia y las tradiciones de los movimientos.*

*Durante siglos los chinos han estudiado el cuerpo humano para entender mejor las dolencias que lo afligen. Tras una investigación exhaustiva y una observación meticulosa formularon varios ejercicios y métodos de respiración para estimular la salud y la vitalidad, los cuales se incorporaron gradualmente a las diversas artes marciales de China y constituyeron los movimientos básicos que hoy se practican en casi todo el mundo.*

*El Tai Chi Chuan une el movimiento físico con el enfoque y la concentración mentales. La naturaleza meditativa y la tranquilidad de los movimientos, combinadas con la respiración profunda, suponen un gran beneficio para los órganos internos del cuerpo. Debido a la naturaleza de los ejercicios, la edad y la forma física no son factores restrictivos e incluso las personas a las que sus limitaciones físicas les impiden participar en otras actividades deportivas pueden practicar Tai Chi.*

*Izquierda:* **La naturaleza meditativa y tranquila del Tai Chi representa una parte de su dualismo intrínseco. Las artes marciales más "duras" representan el otro lado.**

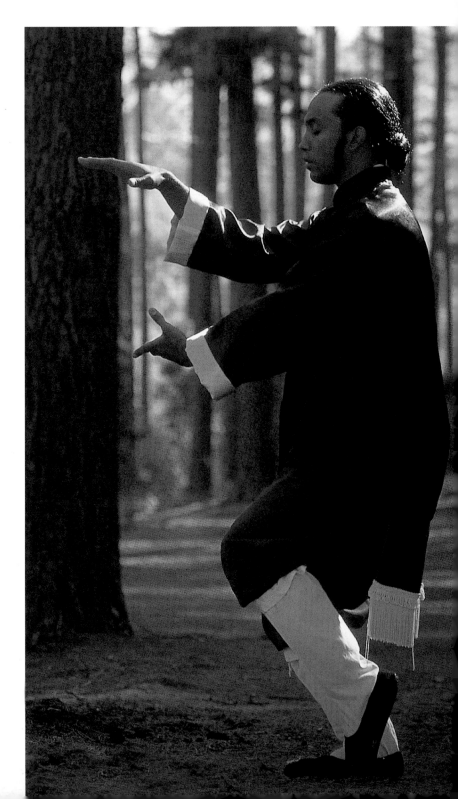

*Treinta rayos comparten el cubo*
*de la rueda.*
*Es el agujero del centro lo que*
*le da utilidad.*
*Da forma de recipiente al barro.*
*Es el espacio interior lo que*
*le da utilidad.*
*Corta puertas y ventanas para*
*una habitación.*
*Son los agujeros los que*
*les dan utilidad.*
*Por eso el beneficio procede*
*de lo que hay allí*
*y la utilidad de lo que no hay.*

*Lao Tzu*

*El taoísta no tiene ambición, por eso*
*nunca puede fracasar.*
*El que nunca fracasa siempre triunfa.*
*El que siempre triunfa*
*es todopoderoso.*

*Desconocido*

# ORIGEN Y TRADICIONES

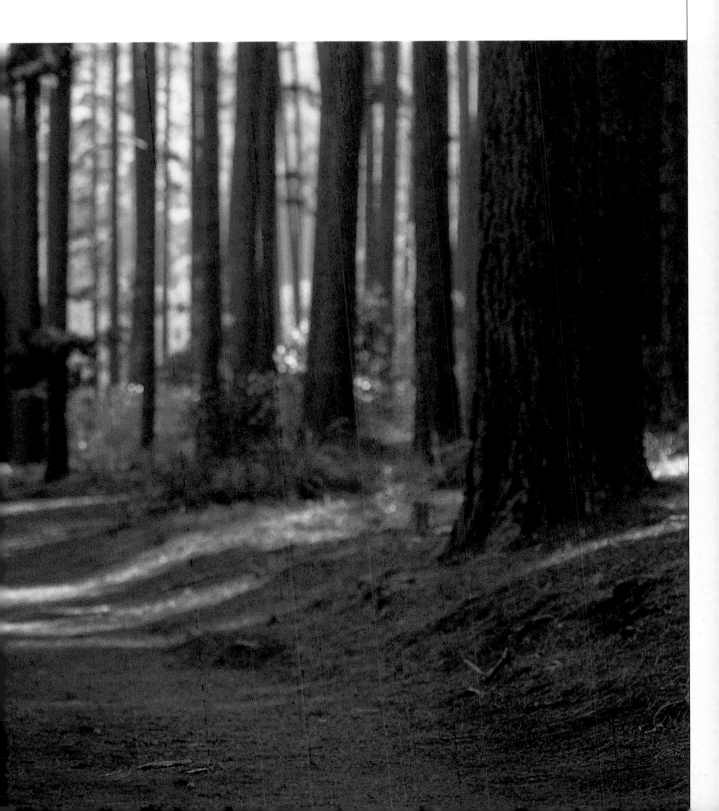

# HISTORIA Y CONTEXTO

ABUNDAN los mitos y las leyendas sobre el origen de las artes marciales en China, que, durante cientos de años, los maestros han enseñado en relativo –por no decir total– secreto. Los candidatos a alumnos a menudo tenían que pasar varios meses de servidumbre en nombre del maestro antes de ser admitidos como estudiantes. Una vez admitidos, los estudiantes hacían el juramento de no revelar las enseñanzas del arte a nadie ajeno a la escuela, una tradición que todavía existe en algunas escuelas de artes marciales. En ocasiones los maestros ocultaban algún aspecto del arte a la mayoría de estudiantes y escogían uno o dos a los que enseñaban todo el estilo. A veces un maestro moría antes de poder hacerlo, por lo que algunos aspectos del arte se perdían. Ni los maestros ni los alumnos conservaron documentos escritos, así que, a medida que la historia y el entrenamiento pasaron de generación en generación de forma oral, fue inevitable que los estilos empezasen a diferir con el paso del tiempo.

Los pensamientos originarios de las artes marciales de China derivan de tres filosofías principales.

El primero es el confucianismo, que fundado en el año 500 a.C. y basado en las enseñanzas de Confucio, se centra en las personas y el lugar que éstas ocupan en la sociedad y venera las tradiciones y los antepasados de la familia.

La segunda filosofía es el taoísmo, que fue fundado a partir de las enseñanzas de Laozi (nacido en 600 a.C.).

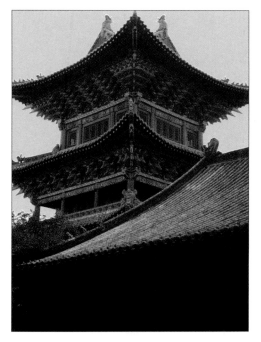

El taoísmo mira la vida y el universo como si tuvieran un equilibrio y una unidad determinados. Aunque muchos de los conceptos atribuidos a Laozi datan de varios miles de años antes, se le sigue considerando el fundador del taoísmo.

La tercera filosofía es el budismo, fundado en 530 a.C. por el príncipe Gautama Siddhartha de India, cuyos adeptos buscan la iluminación espiritual a través de la meditación y la contemplación.

El budismo se introdujo a través de las vías comerciales procedentes de India y no tardó en arraigar en toda China. Una de las formas que empezaron a practicarse en China se conoce como budismo Chan. Se construyeron varios templos, el más famoso de los cuales es el templo Shaolin, erigido al pie de las montañas Songshan de China central. Construido hacia 495 d.C., el templo Shaolin se convirtió rápidamente en el centro de los estudios religiosos de esa parte de China.

Unos 80 años más tarde, un monje hindú, Bodhidharma (conocido en chino como "Ta-Mo"), llegó al templo. Bodhidharma se dio cuenta de que los monjes sufrían dolores corporales tras largas horas de meditación y decidió hacer algo al respecto. Con la combinación de técnicas de respiración y movimientos físicos y su aplicación a las artes de lucha china indígena formuló una serie de prácticas físicas basadas sobre todo en los movimientos que había observado en ciertos animales. Éstos fueron los fundamentos del Shaolin Chuan (llamado "boxeo Shaolin" o "Kung Fu" en Occidente).

*Arriba:* **En el pináculo de su poder el templo Shaolin albergaba a 1.500 monjes, 500 de los cuales eran monjes "luchadores".**

Aunque el templo Shaolin de Songshan es el más famoso, los últimos estudios realizados en China demuestran la posible existencia de uno o dos templos más llamados Shaolin en las regiones del sur de China.

Lamentablemente, tras 1.500 años de conflictos internos entre varios caudillos y sus ejércitos, apenas quedan pruebas escritas o físicas de las ubicaciones exactas de estos templos. Sin embargo, su existencia podría explicar los dos sistemas del Kung Fu Shaolin: el del Norte, que pone énfasis en las posiciones largas y bajas y los movimientos grandes y acompasados de brazos, y el del Sur, con posiciones más cortas y rectas y movimientos más pequeños de brazos.

A diferencia de Occidente, donde las diferencias religiosas aíslan a unas personas de otras, en la antigua China los budistas, confucionistas y taoístas estudiaban en las mismas instituciones y visitaban los lugares de culto de unos y otros. A menudo los templos eran los únicos lugares de aprendizaje y los monjes viajaban de un templo a otro para estudiar una materia o un arte determinado.

Se cree que el fundador del Tai Chi Chuan fue un monje taoísta del siglo XII,

*Arriba:* **La lucha entre una serpiente y una grulla sirvió de inspiración para la filosofía del Tai Chi Chuan.**

Chan San-feng, que tenía la reputación de ser un maestro de Kung Fu Shaolin. Tras muchos años de viaje y estudio volvió al monasterio taoísta de las montañas Wu Tang, donde inició una vida de meditación y contemplación.

Cuenta la leyenda que un día Chang San-feng estaba meditando al aire libre cuando oyó una lucha entre una serpien-

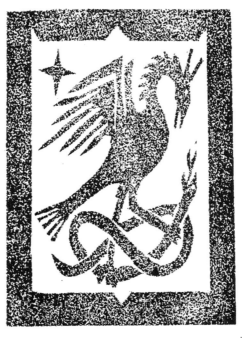

te y una grulla, y se dispuso a observar. La grulla se empeñaba en clavarle el pico a la serpiente y la serpiente se retorcía y golpeaba a la grulla, la cual empujaba a la serpiente con el ala. La serpiente seguía atacando a la grulla mientras ésta esquivaba los golpes y atacaba a la serpiente sin conseguir darle. La lucha continuó sin que ninguna de las dos consiguiera vencer a la otra, hasta que al final se cansaron y cada cual se fue por su

camino. Chang San-feng se dio cuenta de que había presenciado la encarnación viviente de un dicho taoísta: "el fuerte se vuelve débil mientras que el débil se vuelve fuerte".

Tras comprender el valor de la delicadeza y la flexibilidad frente a un ataque y aplicarlo a sus conocimientos de las artes marciales, Chang San-feng ideó un sistema que se convirtió en la base de una nueva corriente de pensamiento de las artes marciales chinas. Más tarde abrió lo que se dio a conocer como la escuela Wu Tang de "artes blandas". Como resultado, hay dos escuelas principales de pensamiento en las artes marciales de China: la escuela "dura", que tiene sus raíces en las tradiciones Shaolin, y la escuela "blanda", con raíces en las montañas Wu Tang.

Después de estos acontecimientos, la historia del Tai Chi Chuan se vuelve confusa debido a la falta de hechos documentados. Los pocos que existen resultan contradictorios y vagos, pero la historia se retoma hacia el 1600 con Ch'en Wang Ting *(ver página 17)* y sigue una línea bastante definida hasta el fundador del estilo Yang de Tai Chi Chuan (1799-1872). La extensión del comunismo por toda China en 1949 desembocó en una emigración de refugiados a Occidente, quienes trajeron consigo su cultura y sus tradiciones, una de las cuales es el antiguo arte del Tai Chi Chuan.

# FILOSOFÍA

DOS de las tres filosofías que afectaron la vida de China durante los primeros años tuvieron una gran influencia en el desarrollo de las artes marciales. Éstas son el budismo y el taoísmo, y la mayor parte de los estilos de las artes marciales se fundaron en templos que practicaban una filosofía u otra.

Como el templo Shaolin era budista, la mayoría de los estilos "duros" (con raíces en la tradición Shaolin) tienen una filosofía budista subyacente. Las escuelas "blandas" (originarias de las montañas Wu Tang) obedecen a las enseñanzas y pensamientos del taoísmo. Pero sólo podemos hacer generalizaciones en un amplio sentido, porque estas dos filosofías están tan integradas en las artes marciales chinas que hoy en día la mayor parte de los estilos contienen aspectos de ambas escuelas.

El símbolo del yin y el yang, que representa la dualidad de la vida y el universo, es taoísta. En Occidente se ha convertido en un símbolo casi universal que se asocia a las escuelas de artes marciales chinas. Paradójicamente, casi todas las escuelas de artes marciales de Oriente tienen una pintura o mural del monje budista Ta-Mo.

Laozi, el fundador del taoísmo, nació en un pueblo de campesinos de la provincia de Hunan en 604 a.C. Su nombre de familia era Li y su nombre real Erh,

pero, aparte de esto, se sabe muy poco de su vida. Sí se sabe, sin embargo, que fue nombrado para el cargo de *Shih* en la corte real de la dinastía Chou (1111-255 a.C.).

Hoy en día un *Shih* es un historiador, pero en la antigua China los *Shih* eran eruditos especializados en el estudio de la adivinación y la astrología, y se encargaban de salvaguardar los libros sagrados. Era función del *Shih* conceder el título de *"Laozi"*, que significa "viejo sabio". Esto también explicaría por qué muchos de los conceptos e ideas que escribió son anteriores a él.

Se dice que durante el tiempo que pasó en la corte real Laozi conoció a Confucio y tuvieron una discusión sobre las enseñanzas éticas de los antiguos filósofos. Confucio quedó tan atónito con lo que Laozi le dijo que no medió palabra en tres días.

La leyenda dice que Laozi, cansado de su vida en la corte real, decidió viajar a Occidente. Cuando alcanzó la frontera oeste del reino el guardián le detuvo y le pidió que le escribiera algunos de sus pensamientos antes de seguir viajando. Laozi aceptó y son estos escritos los que

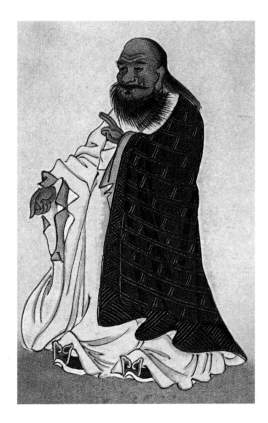

se dieron a conocer como el *Tao-te Ching*.

El libro, que está dividido en dos partes y contiene 5.000 caracteres, revela sus ideas sobre el tao o "camino" (también conocido como el "principio supremo"), con el "te" o virtud como tema central.

Laozi continuó hacia el oeste y desapareció en las tierras inexploradas de lo que hoy es el Tíbet.

*Arriba:* **Laozi, el fundador del taoísmo, era un Shih, o erudito. Sus escrituras constituyen la base del tao o "camino".**

En la historia china hay muchos hombres notables que llevaron a cabo una gran hazaña o hazañas y desaparecieron en la oscuridad. Por suerte, algunos dejaron un legado que se convirtió en la base del taoísmo.

El taoísmo es la creencia fundamental de que el universo está equilibrado por la interacción harmoniosa de opuestos.

Si existe duro tiene que existir blando; rigidez y flexibilidad, luz y oscuridad, yin y yang. Estos opuestos están conectados entre sí y cambian de unos a otros con un movimiento y una armonía constantes, formando un todo equilibrado. Cualquier desequilibrio causa discordia e interrumpe el flujo natural del cambio. Los sabios creían que conseguir este equilibrio era ir a la par con la vida, la naturaleza y el universo, y no separarse de ellos.

Los primeros sabios taoístas llevaban una vida relativamente sencilla en la que pasaban gran parte del tiempo observando y estudiando el entorno inmediato. Miraban de cerca la interacción del hombre con la naturaleza e intentaban crear caminos e ideales que les permitieran vivir en armonía con el mundo natural que les rodeaba.

A través del estudio llegaron a entender la importancia de mantener un estilo de vida equilibrado. Se dieron cuenta de

*Derecha:* **Igual que el agua alimenta y nutre las plantas, la armonía y el equilibrio son esenciales para un crecimiento personal saludable.**

que combinando la dieta y el ejercicio conseguirían alargar y mejorar sus vidas. La idea de vivir más tiempo les fascinó y se volvieron casi obsesivos con el estudio de la vida y la longevidad. Hay muchas leyendas de sabios taoístas que vivieron cien años o más.

Desde sus inicios las ideas taoístas han influido en la cultura, el arte y la filosofía de China. Los dirigentes han gobernado basándose en ellas, los artistas han mostrado conceptos taoístas y los poetas han escrito rimas que contienen principios taoístas.

En el taoísmo no se dan ni se responde a plegarias, no se hacen sacrificios y no existen símbolos religiosos. El tao simplemente es. Sin embargo, el taoísmo religioso tuvo cierto arraigo y hoy en día hay templos y santuarios por toda China, con curas, plegarias y todo lo que conllevan las creencias religiosas organizadas. El taoísmo religioso de los primeros tiempos se centraba en la astrología, la

alquimia y la inmortalidad, con una visión saludable de las prácticas sexuales y la forma "correcta" de hacer sexo para preservar y equilibrar las energías y emociones del cuerpo físico.

El taoísmo es una filosofía sobre la vida y cómo conseguir el equilibrio vital. No se basa en la fe a una deidad intangible ni tiene una figura todopoderosa. El taoísmo ve al hombre como microcosmos y cómo interactúa con su universo o macrocosmos.

Aunque el taoísmo es originario de China, su teoría existe desde tiempos inmemoriales. No es cultural ni regional, sino universal. No tiene prejuicios, ni conflictos raciales ni distinciones de clase. Es una creencia viviente en una serie de principios que permiten al hombre proporcionar equilibrio y armonía a su vida y al universo en el que existe.

En resumen, cada individuo debe encontrar su propio camino para conseguir el equilibrio en la vida y alcanzar el "tao".

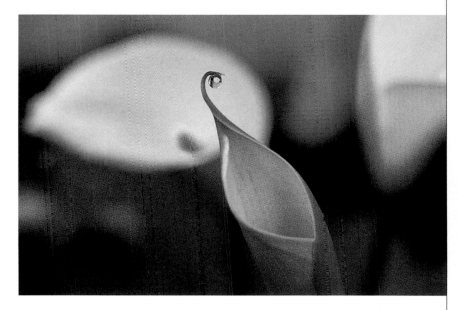

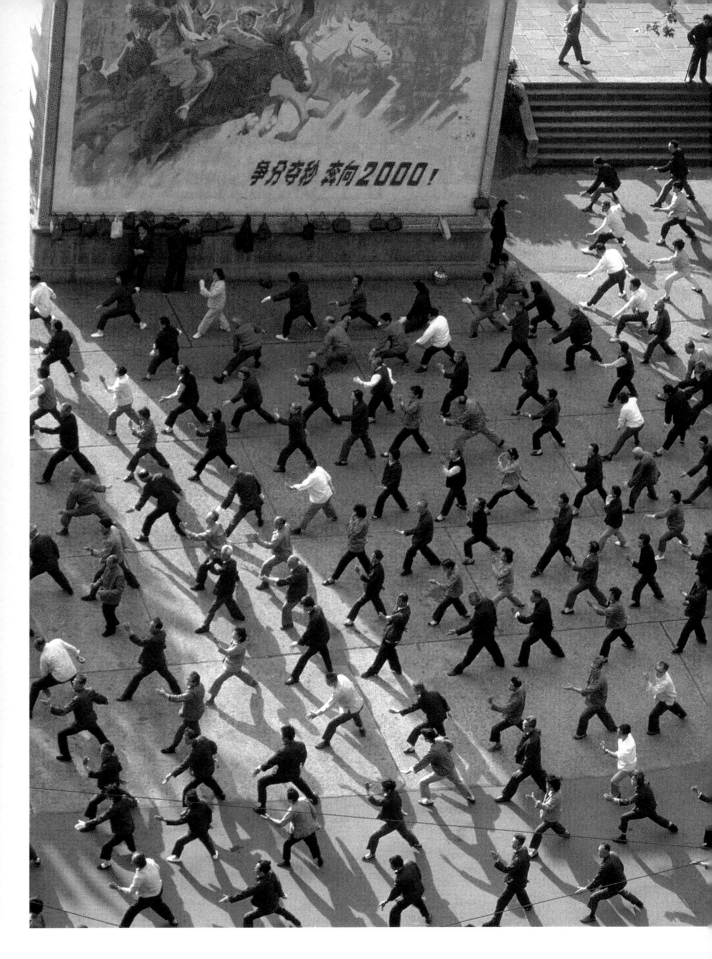

# ESTILOS

A LO LARGO de la historia de las artes marciales chinas ha habido muchos estilos. Algunos han desaparecido y otros todavía perduran. Nunca se sabrá cuántos se han perdido y muchos de los que todavía existen seguramente nunca se extenderán más allá de la frontera china.

Con el paso de los años fueron inevitables los cambios de estilo. A veces los estilos se combinaban, acortaban o modificaban para incorporar nuevas ideas o técnicas. Los cambios se produjeron debido a una serie de circunstancias, como la unión de familias a través del matrimonio.

Muchos estilos se dieron a conocer como estilos "familiares" o sistemas. Un antepasado podía haber sido un gran maestro o bien el último o único estudiante de algún otro maestro. Con el debido respeto al antepasado o maestro el estudiante decidía si quería pasar sus conocimientos a alguien de fuera de la familia inmediata. En ocasiones esta estipulación se mantuvo durante muchas generaciones.

Mientras tanto, y con el paso de los años, se produjeron una serie de cambios dentro de cada estilo. Una familia podía desaparecer por un desastre natural como una inundación o un terremoto, incluso un pueblo entero tras ser invadido por un caudillo que condenase a muerte a todos sus habitantes. Circunstancias como éstas podían significar la pérdida de un estilo entero.

A veces los estilos se unían debido al matrimonio de dos personas de estilos distintos, que enseñaban a sus hijos el sistema familiar combinado. Las mujeres no quedaban excluidas del entrenamiento y algunas se hicieron famosas como profesionales de las artes marciales. Por ejemplo, la primera entrenadora de Yim Wing Chun, fundador del Kung Fu Yim Wing Chun, fue Ng Mui, una famosa monja budista.

La historia del Tai Chi Chuan no difiere de otras artes marciales chinas en cuanto a la falta de documentos escritos. Después de Chang San-feng *(ver página 13)* hay un gran vacío, pero finalmente el Tai Chi Chuan se convierte en un sistema "familiar" y todavía hoy los estilos llevan los nombres de familia de sus fundadores. Los cinco estilos principales son el Chen, el Yang, el Wu (o Hao), el Wu y el Sun.

El Chen se considera el estilo más antiguo y el punto de partida desde el que los otros empezaron a desarrollarse. Llamado como su fundador, Chen Wang Ting (1597-1664), el pueblo de la familia Chen lo mantuvo en secreto durante muchos años. Tan sólo algunos miembros de la familia aprendieron el estilo y no se permitió que nadie de fuera participase en el entrenamiento.

Apenas doscientos años después un hombre joven, Yang Lu Chuan (1799-1872), fue la primera persona de fuera que aprendió el estilo Chen. Se han dado muchas explicaciones de cómo y por qué fue aceptado, pero lo cierto es que se convirtió en el fundador del estilo Yang. Yang Lu Chuan fue reconocido como maestro de su arte e incluso viajó a Pequín, donde impartió clases en la corte imperial.

El estilo Wu (Hao) fue fundado por Wu Yu Hsiang (1812-1880), estudiante de Yang Lu Chuan. También estudió el estilo Chen y combinó los dos en el estilo Wu (Hao). Wu Yu Hsiang enseñó su versión del arte a su sobrino, quien, a su vez, pasó las enseñanzas a Hao Wei Chen, que contribuyó enormemente al arte. Por este motivo a veces se hace referencia a este estilo como el estilo Hao.

El estilo Wu fue fundado por Wu Chuan Yu (1834-1902), otro estudiante de Yang Lu Chuan, que al parecer trabajaba en el palacio imperial como guardaespaldas.

El estilo más nuevo es el Sun, cuyo fundador fue Sun Lu Tang (1860-1932), estudiante de Hao Wei Chen, quien combinó sus conocimientos de Tai Chi Chuan con los de Hsing-I y Ba Kua para crear su propio estilo.

El más extendido fuera de China es el estilo Yang.

*Izquierda:* **Es muy común ver en China gente realizando sus ejercicios diarios de Tai Chi al aire libre.**

# Uniformes, armas y calificación

**LOS UNIFORMES** tradicionales de Tai Chi eran sencillos y prácticos. No tenían colores llamativos y eran de corte y estilo lisos. Algunas piezas del uniforme a menudo se utilizaban como ropa de uso diario y no sólo para practicar Tai Chi. Actualmente la mayoría de los chinos entrenan con chándal y zapatillas de deporte o cualquier ropa holgada y cómoda. Sólo en Occidente se utiliza el uniforme obligado para practicar Tai Chi. Antes de empezar pregunte a su instructor por el uniforme.

## Pantalones

Tradicionalmente los pantalones se hacían con un tejido artesanal rugoso y un cordón para sujetarlos a la cintura. Algunos también tenían cordones al final de cada pierna. Normalmente se ataban a la cintura con un fajín. Los pantalones modernos tienen el mismo corte, pero los cordones tradicionales se han sustituido por gomas elásticas.

Aunque el algodón sigue siendo el tejido más utilizado, también existen pantalones –y chaquetas– de satén o seda.

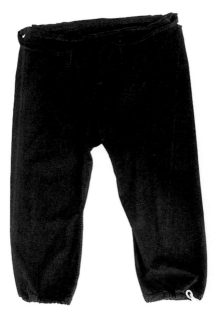

## Chaquetas

Las chaquetas tradicionales están hechas de algodón y a veces forradas para aislar el cuerpo de las condiciones climáticas. Normalmente se lleva una camiseta o ropa interior debajo de la chaqueta.

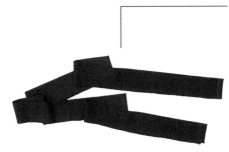

## Fajín

En la antigüedad se rodeaba la cintura con un fajín de dos a tres metros de largo unas cuantas veces antes de atarlo o meterlo por dentro. A veces el fajín servía para ocultar dinero o alguna arma pequeña. Hoy en día se utiliza a menudo para indicar la calificación del alumno.

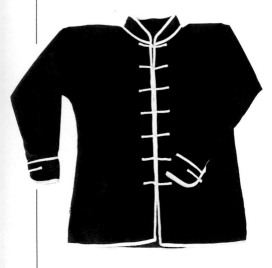

## Calzado

Los zapatos tradicionales eran "zapatillas" de piel blanda o suela de goma que se ataban a los pies o a la parte inferior de la pierna con una cuerda o cordón delgado.

En las escuelas de Tai Chi modernas los alumnos llevan las "zapatillas" de algodón de estilo chino tradicional, pero muchos ya entrenan con calzado de deporte.

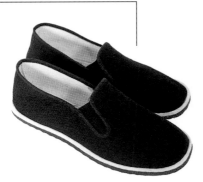

## Armas

Cuando los alumnos han alcanzado un nivel de competencia determinado (que varía de una escuela a otra), se introduce algún tipo de arma en el entrenamiento. Las armas son una parte intrincada de la práctica de las artes marciales y le conceden una dimensión importante.

Hay un cierto protocolo en el uso de armas y varias perspectivas a tener en cuenta. El arma no se considera un elemento separado del cuerpo, sino una extensión del mismo. No es un objeto para utilizarlo como en la antigüedad ni como si se tratara de un juguete.

Las formas y el tipo de armas existentes también difieren de una escuela a otra. Normalmente se utilizan dos armas, la espada recta *(Chien)* y el sable *(Dao)*, aunque no todas las escuelas ofrecen ambas opciones. Algunas incluso tienen una tercera arma, el bastón, un palo de madera de apenas 1,8 m de largo.

La instrucción en el uso de armas viene determinada por la cantidad de tiempo que el individuo haya pasado entrenando en su respectiva escuela. Los estudiantes que muestran dedicación y destreza pueden ser invitados a participar en el adiestramiento de armas antes que otros.

El protocolo de las armas también se enseña. Normalmente, consiste en la forma de llevar el arma correctamente, la forma de sostenerla, saludar a los veteranos con ella en la mano y saludarla antes de tocarla y después de devolverla a la funda.

Abajo se muestran las espadas que se utilizan en Tai Chi. Las figuras 1 y 2 muestran dos espadas de madera modernas que normalmente se utilizan para practicar si no se dispone de espadas metálicas. La figura 3 muestra la espada y la vaina (funda) de la *Chien*. La figura 4 muestra la *Dao*.

Cuando se utilizan las espadas la energía de los profesionales se traspasa a la espada, por lo que es preferible tener una espada propia a compartir el arma con otro profesional.

El material utilizado para fabricar espadas se encuentra generalmente en la naturaleza: la madera crece y el metal se extrae de la tierra. El aluminio se considera un metal "muerto", carente de energía vital.

## Calificación

Para medir el progreso obtenido, muchas escuelas de Tai Chi ofrecen algún tipo de "calificación". Suele ser una rutina de ejercicios en la que se incluyen los movimientos aprendidos hasta la última calificación. Algunas escuelas cuentan con ceremonias muy elaboradas para las pruebas y otras son más sencillas y directas.

Los niveles de calificación varían de una escuela a otra y a menudo los uniformes reflejan los niveles dentro de cada escuela.

Las camisetas o los fajines de color representan las diversas categorías que se pueden conseguir. Es frecuente que las camisetas lleven el emblema o insignia de la escuela en la parte delantera.

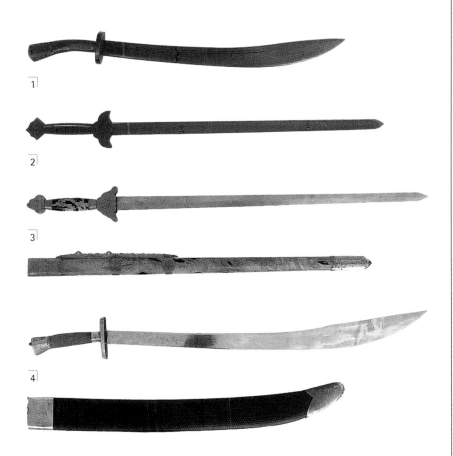

# El concepto de Chi

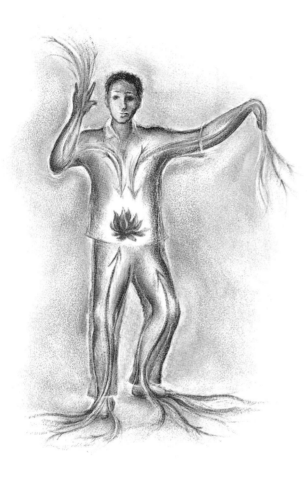

Durante siglos los chinos han estudiado el concepto de chi. Según la medicina china el cuerpo tiene una serie de caminos a través de los cuales fluye el chi, proporcionando energía y vida. Estos caminos, o meridianos, no siguen venas ni arterias, sino que parecen tener una estrecha relación con el sistema linfático, aunque no hay nada que lo demuestre. Los meridianos no se pueden ver ni analizar en una autopsia ni con rayos X, ya que son más metafísicos que físicos.

En la medicina china se cree que muchas formas de enfermedad o salud enfermiza son consecuencia de un bloqueo de chi o de una interrupción de la circulación de chi a través del cuerpo. El tratamiento consiste en estimular varios puntos del cuerpo por medio del masaje o la acupuntura para devolver al cuerpo la circulación de chi y mejorar la salud del individuo. Este concepto de circulación de chi se aplica a las artes marciales y se considera parte integrante del entrenamiento.

El chi se cultiva y almacena en el cuerpo mediante la práctica de determinados ejercicios. La zona en la que se almacena, conocida como *Tan Tien*, está situada unos tres dedos por debajo del ombligo. A menudo se representa como una olla pequeña. El chi está muy relacionado con la respiración: cuando tomamos aire también tomamos chi. Es importante ser capaz de visualizar el chi que entra en el cuerpo. Esta visualización puede tener forma de luz o niebla luminosa y ayuda al individuo a desarrollar chi en el cuerpo. El chi existirá cuando el individuo lo visualice.

Hay muchas facetas en el estudio de los diferentes tipos de chi y su relación con el cuerpo. El estudio exhaustivo del mismo se conoce como *Chi Kung* o *Qigong*.

En los estilos "duros" de Kung Fu, las rigurosas prácticas físicas, conocidas como entrenamiento del "cuerpo de hierro", condicionan el cuerpo para que "se vuelva de hierro" y, por tanto, casi impermeable a las aflicciones físicas. Estas prácticas físicas a menudo se combinan con ejercicios que cultivan el chi y capacitan al estudiante a desarrollar técnicas sumamente poderosas.

EL "CONCEPTO" se define como "una idea o noción general". En la práctica de Tai Chi Chuan es importante aceptar la noción de la existencia del chi y mantener la idea de chi viva. La palabra china chi, o *qi*, es difícil de traducir. La equivalencia más aproximada es "energía vital" o "fuerza de vida".

El chi existe tanto dentro como fuera de nosotros. Es la energía que une a todos los seres vivientes, inherente al cuerpo. No es místico ni mágico y todos lo llevamos en nuestro interior. Algunos ejercicios o actividades aumentan el nivel de chi en el cuerpo y de este modo reducimos la posibilidad de contraer enfermedades.

El entrenamiento del "cuerpo de hierro" se centra en la proyección de chi desde el cuerpo para que, cuando se establezca contacto, el chi salga proyectado de la mano o el pie directamente hacia la zona deseada. Con ello se persiguen dos objetivos: en primer lugar, aparecen el impacto y el poder de la aflicción real y, en segundo, la proyección de chi en la zona deseada está destinada a alterar o dañar los órganos internos. La idea de proyectar chi es muy importante desde el punto de vista de las artes marciales y generalmente se aplica a todas las artes marciales de China.

En los estilos "blandos" estas rigurosas prácticas físicas han sido sustituidas por otras de igual importancia. Los ejercicios para el cultivo de chi también difieren en los estilos blandos y el objetivo se altera en algunos puntos.

Del mismo modo que el chi está relacionado con la respiración, la respiración está relacionada con el movimiento. Si regulamos la respiración para adaptarnos al movimiento, podemos generar chi. Ésta es una de las ideas básicas de la práctica de Tai Chi Chuan.

Los movimientos se practican a una velocidad que aumenta el ritmo cardíaco y acelera la circulación de la sangre por el cuerpo y las extremidades, ade-

*Izquierda:* **El chi está en el Tan Tien; la circulación libre del chi es básica para entender los movimientos del Tai Chi.**

más de asegurar que la respiración está controlada para que el profesional pueda respirar profundamente y sin dificultad durante una secuencia entera de movimientos.

Mientras el profesional cambia de postura, el acto de inspirar y espirar se adapta a los movimientos. La espiración normalmente se asocia a movimientos que se alejan del cuerpo. Si aumenta el ritmo cardíaco, también aumenta la circulación. Si a esto se añade una respiración constante y profunda, se aumenta el oxígeno del cuerpo.

A medida que el profesional se acostumbra a los movimientos de Tai Chi Chuan y el cuerpo se fortalece, las posiciones son más bajas y largas. Los movimientos tienen que mantener los músculos, ligamentos y articulaciones constantemente activos. Si la sangre circula con más rapidez por las venas y arterias, también el chi circula más rápido por los diversos meridianos.

Con la circulación de chi se reduce la posibilidad de bloqueos en los meridianos. Por tanto, la práctica regular de Tai Chi Chuan aumenta la cantidad de chi que circula por el cuerpo y reduce la posibilidad de contraer enfermedades.

Cuando un profesor o profesora de Tai Chi considera que un alumno ha alcanzado un nivel suficiente de conocimiento, se introduce el ejercicio llamado "empuje de manos" *(ver página 80)*. Este ejercicio se realiza con una pareja y consiste en una práctica de movimientos ha-

cia delante y hacia atrás en que las manos y las muñecas de la pareja están en constante contacto. El objetivo del ejercicio es concienciarse del cambio de energías de chi en el cuerpo para utilizar el chi de forma más práctica.

El profesional que tiene en cuenta el chi del oponente puede determinar el tipo de ataque que debe realizar. Si es consciente de que el oponente está comprometido y no puede retirarse, el profesional puede dirigir el ataque en la dirección deseada y llevar a cabo un contraataque.

La mejor manera de desarrollar y cultivar chi es a través de movimientos lentos y rítmicos relacionados con un ritmo respiratorio determinado. El desarrollo de chi permite conseguir un cuerpo más saludable y fuerte y, si se practica regularmente, en seguida se obtienen beneficios. El chi revitaliza el cuerpo, no sólo físicamente, sino también mental y espiritualmente. El individuo se siente más vivo y consciente, menos fatigado y con más energía para disfrutar la vida.

Si está interesado en desarrollar chi, es importante trabajar con un profesor especializado en Chi Kung. Las energías chi son complementarias al estudio de las artes marciales chinas, pero si el desarrollo de chi no se guía adecuadamente sus efectos pueden invertirse y causar enfermedades. Si lo cultiva correctamente, el chi le permitirá llevar una vida más llena y activa con más energía, vitalidad y salud.

HAY muchos aspectos en el aprendizaje de Tai Chi Chuan, desde respirar correctamente hasta entender cómo trabaja el cuerpo. No importa su implicación, ya que parece que nunca se acaba de aprender del todo. Aprender Tai Chi no es un proceso rápido pero, a diferencia de muchas otras cosas, lo que dedique al arte le será devuelto multiplicado por diez.

Considere el Tai Chi del mismo modo que consideraría una inversión de futuro. Con la adecuada planificación y premeditación su dinero aumentará para que algún día pueda jubilarse con seguridad. Así mismo, la práctica regular de Tai Chi Chuan durante los primeros años le proporcionará dividendos en forma de mayor salud y bienestar, y le permitirá disfrutar los años de jubilación con vigor y ligereza.

El lector debe saber que este libro no pretende sustituir el entrenamiento. Se trata simplemente de una guía para entender mejor la materia, ya que no se pueden sustituir las enseñanzas de un instructor calificado.

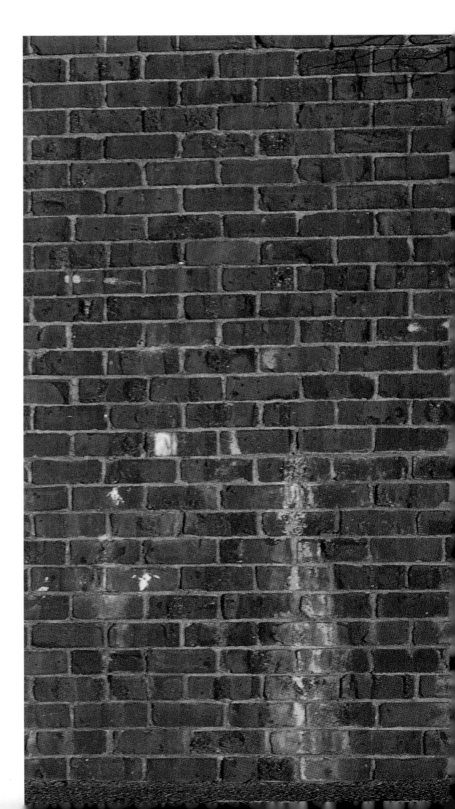

# CÓMO EMPEZAR TAI CHI

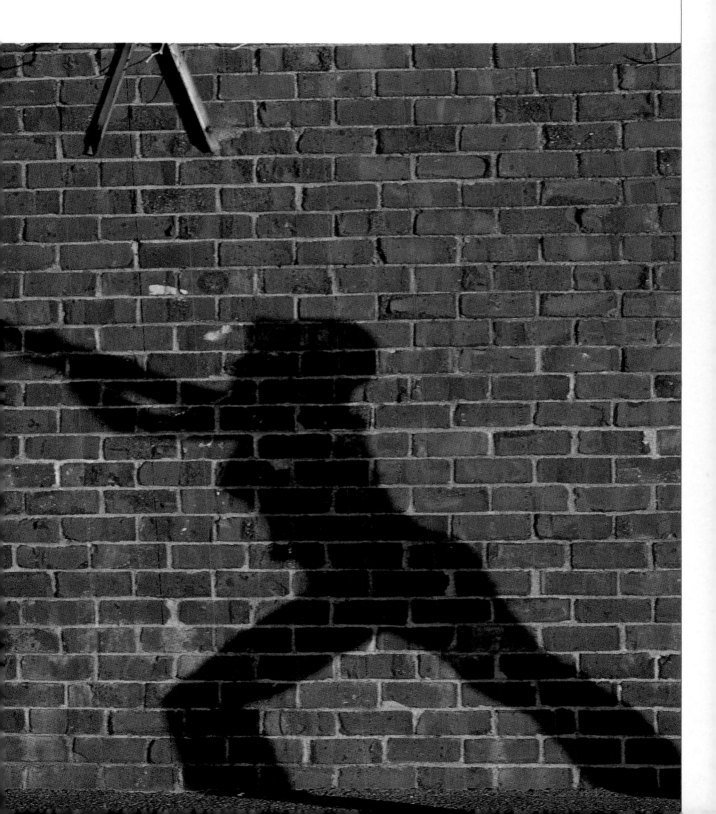

# PREPARACIÓN PARA LA PRÁCTICA

LA parte más difícil de cualquier actividad es encontrar tiempo entre nuestras ocupaciones para practicarla. El primer paso para practicar Tai Chi Chuan es reservarse tiempo, por la mañana o por la noche, para uno mismo. Al principio no hace falta que sea mucho tiempo, pero intente empezar con unos 30 minutos. En cuanto haya adquirido una rutina de 30 minutos diarios será más fácil incrementar el tiempo. Si es posible, intente hacerlo al aire libre. Si no, escoja una habitación que no esté muy llena de cosas para que tenga espacio para moverse libremente. Lo ideal es que también disponga de luz natural y esté ventilada (intente evitar lugares con corrientes de aire o viento). Encuentre un lugar que le infunda tranquilidad y calma.

Es importante intentar establecer cierta rutina diaria y crear el hábito de reservar ese tiempo para sí mismo. Al principio es posible que sólo quiera entrenar cada dos días, lo cual está bien si siempre dedica la misma cantidad de tiempo. En días alternativos podría realizar ejercicios respiratorios o considerar ese tiempo como un momento para relajarse al final del día o preparase para el día siguiente. En última instancia el objetivo es la práctica diaria de forma regular.

Cuando empiece a practicar Tai Chi Chuan hágalo con lentitud y aumente el ritmo gradualmente. Como en muchos otros aspectos de la vida, es importante desarrollar una base fuerte de movimientos y, aunque a veces crea que progresa lentamente, no se preocupe demasiado. Intente no complicar las cosas, ya que al principio un movimiento o concepto puede parecer más difícil de lo que es en realidad. El ojo a menudo nos hace ver complicaciones que en realidad no existen. No se sienta obligado a entender demasiadas ideas o conceptos nuevos al principio y no analice ni intelectualice excesivamente. Los occidentales hemos adquirido el hábito de analizarlo todo. A veces la mera aceptación de una idea o un concepto está más cerca de la verdad que el análisis del mismo. Tomemos como ejemplo el descubrimiento de una planta nueva. En Occidente los científicos diseccionarían y examinarían cada faceta de las hojas, las flores y las raíces para entender mejor las propiedades y características de la planta, pero para hacerlo tendrían que matarla. Por el contrario, los científicos que trabajan según las tradiciones orientales estudiarían y observarían la planta como un organismo vivo y por tanto no la matarían.

La diferencia intrínseca entre estos dos paradigmas reside en aprender a aceptar lo que *es*, porque a menudo ofrece una visión más clara que analizar lo que *no es*.

El tao nos enseña que somos parte de la naturaleza y practicar Tai Chi nos ayuda a vivir en armonía con ella.

*Arriba:* **Tómese tiempo para construir una base fuerte. Del mismo modo que un árbol desarrolla una serie de raíces que lo mantienen firme y lo nutren, la correcta adquisición de los elementos básicos es la clave para desarrollarse en Tai Chi Chuan.**

## ACTITUD

AL empezar Tai Chi es importante desarrollar o cultivar una actitud de "conciencia relajada". Se trata de que esté relajado tanto física como mentalmente y, sin embargo, sea consciente en todo momento del cuerpo y sus alrededores. La verdadera relajación no consiste en "dejarse llevar", sino más bien en estar alerta y entrar en un estado superior de receptividad y apertura.

Ser consciente de lo que rodea al individuo no es un regalo sino una cualidad que se puede desarrollar y practicar. Hay demasiadas personas que pasan por la vida sin darse cuenta de lo que les rodea en el día a día.

Para facilitar el desarrollo de su propio nivel de conciencia encuentre un lugar, interior o exterior, en el que se sienta cómodo. Siéntese en silencio y observe los objetos que le rodean. Mire su forma, tamaño, color y dónde están con relación al lugar que usted ocupa. Memorice todo esto, cierre los ojos, siéntese con la espalda recta e imagine que está mirando esos objetos. Visualícelos en su mente y sitúelos respecto al lugar donde está usted.

Imagine y juzgue mentalmente la distancia que hay entre usted y cada objeto y la distancia entre ellos. Luego, todavía con los ojos cerrados, escuche los sonidos que le rodean intentando ponerlos en contexto. Respire profundamente y huela el aire para ver si pue-

de identificar algún aroma u olor. En otras palabras, intente adquirir una "noción" de sus alrededores. La práctica regular estimulará la percepción de lo que le rodea.

A medida que nos concienciamos de nuestros alrededores, nos familiarizamos con ellos, y a media que aumentan los sentimientos de familiaridad, también lo hacen los niveles de relajación y conciencia.

Como la conciencia general se incrementa, la conciencia de nosotros mismos crece y nos permite entender mejor cómo se mueve nuestro cuerpo y la relación que tenemos con el mundo que nos rodea.

Entender estos conceptos es muy importante a la hora de realizar movimientos de Tai Chi Chuan.

El cultivo de la actitud correcta para la práctica de Tai Chi Chuan no sólo estimula la comprensión de nuestros movimientos y la forma en que los realizamos sino que además influye en la vida diaria y renueva nuestra calidad de vida. Aprender a relajarse, calmarse y tener la mente clara en todo momento es fundamental para la práctica adecuada de Tai Chi.

*Abajo:* Tomar conciencia de los alrededores ayuda a cultivar la actitud correcta en Tai Chi.

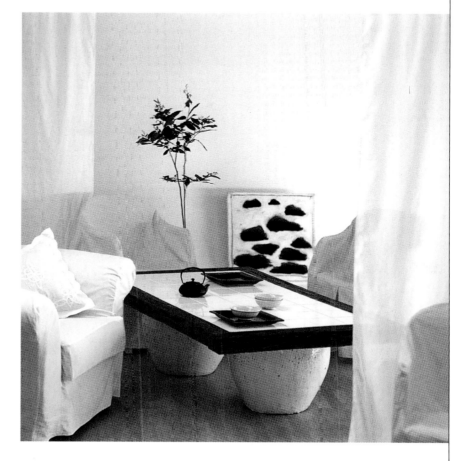

# CALENTAMIENTO

ES importante calentar antes de realizar cualquier tipo de ejercicio. El calentamiento desentumece las articulaciones y los músculos, los fortalece y permite total libertad de movimiento. Además, mejora el ritmo cardíaco, alivia la rigidez y estimula la circulación de oxígeno en el cuerpo. Los ejercicios de calentamiento deben ser fáciles y no cansarle. Aunque el Tai Chi Chuan se realiza normalmente a ritmo lento, el calentamiento nos permite mantener la fluidez de movimiento necesaria para conseguir los resultados deseados.

En climas fríos, el calentamiento debe durar más que en climas cálidos o durante el verano. Practicar por la mañana suele requerir un período de calentamiento más largo que por la tarde o la noche.

Los ejercicios de calentamiento pueden variar de una escuela a otra o de un profesor a otro. Los que aquí presentamos son una pequeña muestra de todos los que existen.

## POSICIÓN DE RANA (abajo)

Este ejercicio fortalece las piernas, tonifica y estira los músculos, y desentumece las articulaciones desde las caderas hasta los tobillos.

Deje entre ambos pies la distancia que hay entre hombro y hombro y asegúrese de que están paralelos. Estire los brazos hacia abajo y coloque ambas manos sobre los pies mientras dobla las piernas hasta quedarse agachado (1) con los codos en la parte interior de las rodillas, ejerciendo una leve presión hacia fuera. Mantenga la cabeza erguida, ya que de este modo la columna estará recta.

Con las manos sobre los pies, estire las piernas lentamente hasta que estén totalmente extendidas (2), y vuelva a la posición de rana.

Al principio intente mantener la postura durante 30 segundos y estire las piernas entre 10 y 15 segundos. Cuando ya se sienta cómodo, siga aumentando el tiempo que pasa agachado hasta alcanzar los dos minutos. El tiempo de permanencia con las piernas estiradas puede llegar a los 15 segundos.

Recuerde:

• Asegúrese de que la postura es correcta.
• Mantenga la cabeza levantada.
• Asegúrese de que los codos están en la parte interior de las rodillas.
• No baje demasiado las nalgas. Intente mantener la zona del muslo, desde la parte posterior de las rodillas hasta debajo de las nalgas, paralela al suelo.
• Estírese con un movimiento lento y constante.

## EXTENSIÓN DE LA PIERNA
(arriba derecha)

Este ejercicio permite que los músculos y los ligamentos de la parte interior de la pierna se estiren y calienten antes de abrirse completamente de piernas.

Todavía en posición de rana, deje las manos sobre los pies y traslade el peso a la pierna derecha mientras extiende la izquierda (1). Intente mantenerse al mismo nivel bajando las nalgas al máximo. Cambie el peso lentamente hacia el centro (2) y repita el movimiento en el otro lado.

Si por falta de flexibilidad no puede mantener la mano sobre el pie en todo momento, póngala en el tobillo e intente mantenerse lo más cerca posible del pie. La flexibilidad y la agilidad aumentarán con la práctica.

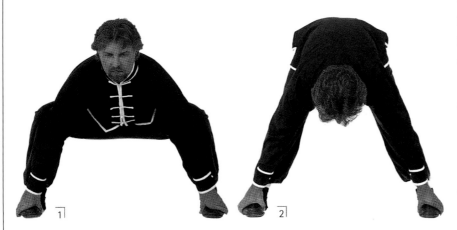

1     2

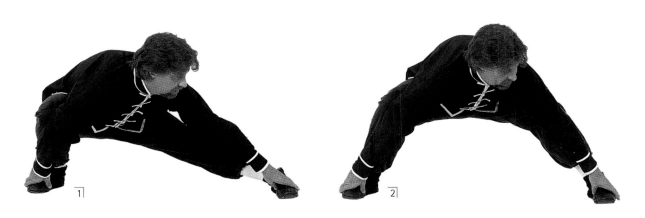

Recuerde:

- Manténgase tan abajo como sea posible.
- La pierna estirada debe estar recta, sin doblar la rodilla.
- La rodilla de la pierna doblada tiene que estar fuera del codo.
- Mantenga las nalgas abajo durante la transición.
- Intente no doblar la espalda demasiado. Se doblará un poco, pero procure que sea mínimo.
- Realice la transición a un ritmo constante y no se mueva demasiado rápido.

Una variación podría ser estirar la pierna y, con la mano sobre el pie extendido, girar el pie sobre el talón con los dedos hacia arriba y tirar de los dedos hacia sí.

## A D V E R T E N C I A

Cuando nos abrimos completamente de piernas rasgamos el tejido muscular de manera microscópica. Si después sólo utilizamos los músculos para juntar las piernas, ejercemos una presión sobre el tejido que puede empeorar las rasgaduras. Recuerde utilizar siempre las manos para volver a juntar a las piernas.

## ABRIRSE DE PIERNAS (abajo)

Al abrirnos de piernas desentumecemos y fortalecemos los músculos de la pierna, lo que permite una mayor flexibilidad y variedad de movimiento en la pierna. Desde la extensión de la pierna (2 arriba) coloque las manos planas sobre el suelo y deslice las piernas lentamente hacia fuera hasta que estén del todo extendidas hacia ambos lados. Mantenga la postura durante un minuto. Gire los pies sobre los talones y levante los dedos. Mantenga los dedos hacia arriba durante otro minuto.

Eche las manos hacia atrás, apoyando el peso sobre las mismas, hasta que esté sentado con una pierna extendida hacia cada lado (sin muestra). Para finalizar, coloque ambas manos en la parte exterior de las rodillas y sírvase de ellas para juntar las piernas. Doble las rodillas y levante las piernas hacia el pecho. Coloque las manos alrededor de las piernas y empújelas hacia el pecho para aliviar la tensión de los músculos. Cuando se sienta cómodo con un minuto aumente cada postura 30 segundos, y así sucesivamente hasta llegar a los cinco minutos si es posible, aunque no debe esperar milagros al principio.

Recuerde:

- Mantenga los talones planos en el suelo.
- Cuando levante los dedos de los pies intente no echar demasiado peso hacia atrás. Sí tendrá que echar algo de peso, pero procure que sea mínimo.
- Mantenga las muñecas en línea con los dedos de los pies para que el peso del cuerpo recaiga sobre las caderas. Si las manos están demasiado adelante, los brazos sostienen el peso y la presión recae sobre la parte lumbar.
- Controle el cuerpo al sentarse. No se deje caer hacia atrás.

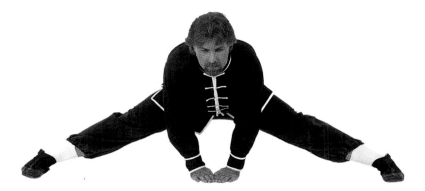

## GIRO DE TORSO (derecha)

Este ejercicio desentumece la columna desde la cintura hasta el cuello y ayuda a relajar los músculos de la parte superior de la espalda, los hombros y el cuello.

Para empezar, los pies deben mantener una separación no superior a la de los hombros, ligeramente girados hacia dentro, con las rodillas un poco dobladas (1). De este modo se asegura de no realizar un giro o ejercer una presión innecesaria sobre la rodilla contraria al final del giro. Deje los brazos muertos y los hombros relajados.

Gire el cuerpo suavemente de un lado a otro (2-5), dejando que los brazos se muevan por sí solos. Aumente la velocidad gradualmente. La cabeza tiene que girar con el torso y el cuerpo debe mantenerse lo más relajado posible. Mantenga la columna recta y no cambie el peso de una pierna a otra cuando gire. La idea es girar la espalda sin apoyarse en ningún punto específico.

Empiece con dos minutos hasta llegar a cinco. Si le duele la espalda o la columna consulte a su médico antes de realizar este ejercicio.

Recuerde:

- Mantenga los pies ligeramente girados hacia dentro y planos sobre el suelo.
- Mantenga las rodillas dobladas.
- Intente estar lo más recto posible y no cambie el peso de una pierna a otra.
- Mantenga los brazos y los hombros relajados y sueltos.
- Gire la cabeza y mire hacia atrás a cada giro, manteniendo la cabeza alta en una posición natural.

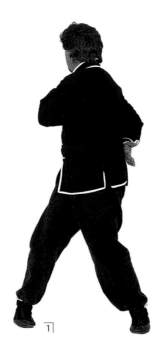

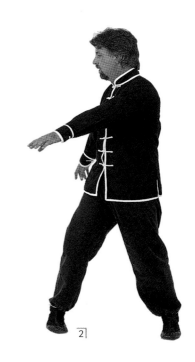

## BALANCEO DE BRAZOS (abajo)

Este ejercicio desentumece los hombros y codos. Con movimientos suaves, mantenga el cuerpo erguido y relajado. No tense los hombros y alterne el brazo izquierdo sobre el derecho y viceversa.

Empiece de pie con las piernas separadas y los pies paralelos con los dedos hacia delante. Extienda un brazo (1) hacia cada lado hasta llegar casi a la altura de los hombros. Deje que los brazos se balanceen uno sobre otro (2).

Recuerde:

- Relaje los hombros y el cuello.
- Mantenga el cuerpo recto, pero con cierta tensión.

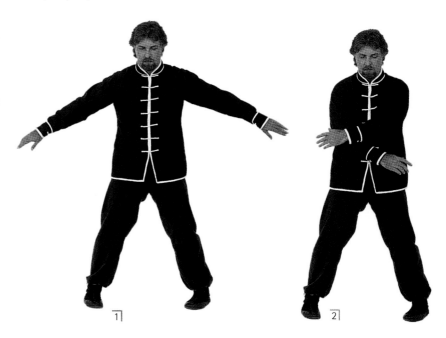

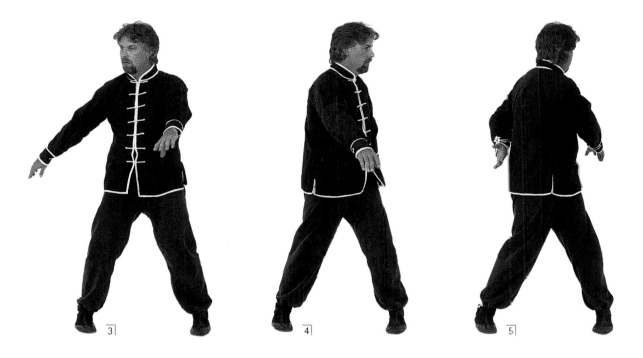

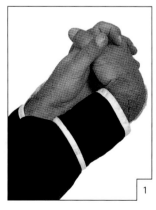

3

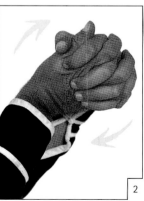

4

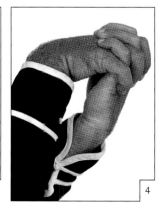

5

## Muñecas (abajo)

Este ejercicio desentumece las muñecas y calienta los músculos y tendones de los antebrazos. Entrelace los dedos y junte los codos delante del cuerpo de modo que los antebrazos estén casi tocándose. Gire lentamente las muñecas con un movimiento giratorio hacia delante (1-4). Repita el mismo movimiento hacia atrás. Aumente la velocidad hasta que consiga girar las muñecas rápidamente. Basta con uno o dos minutos.

Recuerde:

• Relaje los hombros y brazos.

• No realice ningún movimiento indebido de brazo.

## Flexiones de pie (sin muestra)

Estas flexiones fortalecen la parte superior de los brazos y los hombros. Póngase de pie de cara a una pared a más de un brazo de distancia de la misma. Levante los talones del suelo y, con los brazos extendidos, inclínese hacia la pared apoyándose en la clásica "posición de flexiones" y asegurándose de que mantiene la espalda recta. Doble los brazos para acercar la nariz a la pared y vuelva a echarse hacia atrás.

Las variaciones incluyen el simple uso de las puntas de los dedos para tocar la pared. Empiece con 15 repeticiones por variación y aumente de cinco en cinco. Aleje los pies de la pared para hacer los ejercicios más difíciles.

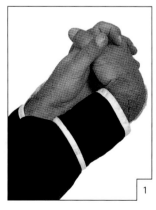

1

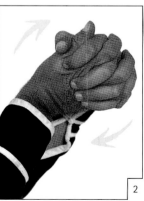

2

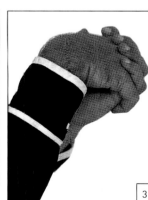

3

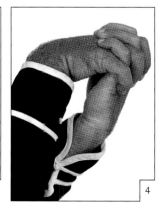

4

# POSTURA DE PREPARACIÓN

TODO tiene un punto de partida y el Tai Chi Chuan no es diferente. En este caso, el punto de partida físico es una postura corporal. La mayor parte de las formas de Tai Chi Chuan empiezan desde esta postura de preparación, que también se denomina "base" o "centrado".

Cuando adoptamos la postura de preparación cimentamos el cuerpo a la tierra a través de las piernas y los pies, y centramos el cuerpo en posición vertical. También centramos la mente en lo que está por venir y la esencia de la vida o chi en la zona *tan tien,* que se encuentra tres dedos por debajo del ombligo *(ver página 20).*

Si realiza dos respiraciones abdominales *(ver páginas 32-33)* tras colocarse en la postura de preparación, conseguirá una

posición más fuerte, cómoda y relajada antes de empezar cualquier otro movimiento.

Mientras se adopta la postura de preparación el cuerpo debe permanecer relajado y tan erguido como sea posible, con una cantidad de tensión mínima. El paso hacia fuera debe ser lento y controlado, pero no demasiado lento. Desde el principio, con los pies juntos, hasta la posición final en el centro deben pasar unos siete segundos.

Empiece de pie con los pies juntos, la espalda lo más estirada posible, la cabeza y los brazos rectos y los hombros y el cuello relajados (1). Doble las piernas lentamente y desplace el peso a la pierna derecha (2-3). Dé un paso hacia la izquierda con el pie del mismo lado sin levantarlo

mucho del suelo y coloque la parte superior de la planta del pie en el suelo (4). Empuje el talón ligeramente hacia fuera (5) y desplace el peso poco a poco desde la pierna derecha hasta el centro (6).

Siga cambiando el peso hasta que recaiga sobre la pierna izquierda. Levante ligeramente la parte superior de la planta del pie derecho, manteniendo el talón en el suelo, y gire el pie un poco hacia dentro (7). Acabe devolviendo el peso al centro (8).

Durante el aprendizaje compruebe los pies mientras da un paso hacia fuera y lo coloca en el suelo, pero a medida que se familiarice con los movimientos mantenga la cabeza levantada y mire hacia delante. Relaje la zona de los hombros y el cuello al máximo.

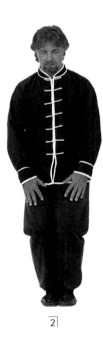

1

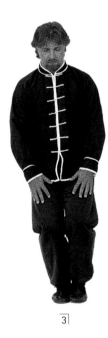

2

3

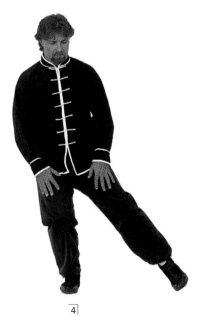

4

Para que los pies estén colocados correctamente deben mantener la distancia que hay entre hombro y hombro, con las partes exteriores paralelas entre sí y las rodillas ligeramente dobladas para que los músculos de las piernas ayuden a absorber el peso corporal. (Pruebe la distancia entre los pies moviéndose un poco hacia un lado hasta encontrar la posición más cómoda.) Practique esta secuencia con regularidad hasta que se convierta en un proceso totalmente natural.

Las manos no van ni a un lado del cuerpo ni delante de la pierna. Déjelas en una posición natural, a medio camino entre el lado y la parte delantera. Encuentre este punto manteniéndose de pie con los pies ligeramente separados y encoja (levante) los hombros. Baje los hombros y deje que las manos se balanceen libremente. Asegúrese de que los brazos están en esta posición cuando practique la postura de preparación. Intente respirar durante todo el ciclo de movimientos. Tome aire en cuanto empiece a doblar las piernas y continúe la inspiración hasta llegar a su capacidad máxima (mientras la parte superior de la planta del pie izquierdo se encuentra en el suelo). Suelte el aire durante el resto del movimiento hasta colocarse en el centro.

Es importante que cuando esté centrado mantenga la columna recta. Normalmente, cuando está de pie la columna se curva un poco hacia dentro justo por encima del hueso pélvico. De este modo, se ejerce una presión sobre la zona lumbar que se puede aliviar moviendo la pelvis hacia delante y hacia arriba hasta alinear la columna.

Recuerde:
- Mantenga cuello y hombros relajados.
- Mueva la pelvis hasta que la columna esté recta.
- Deje las manos muertas.
- Asegúrese de que las partes exteriores del pie están en paralelo.
- Asegúrese de que las piernas están ligeramente dobladas.
- No ponga demasiado énfasis en el cambio de peso al inclinarse. Manténgase erguido.

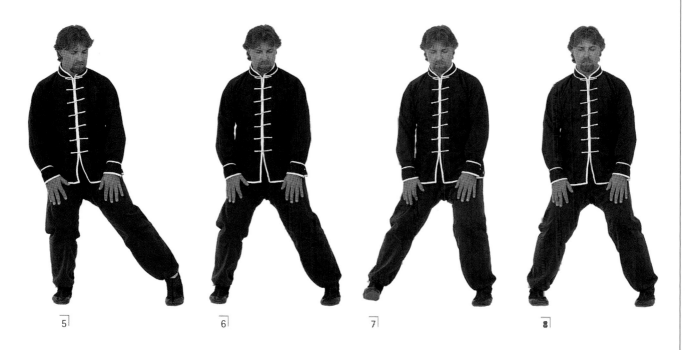

5    6    7    8

# RESPIRACIÓN

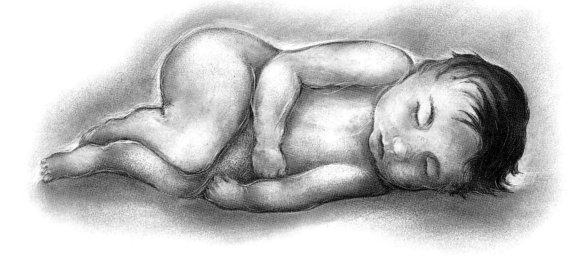

EL aspecto más importante de la práctica del Tai Chi Chuan es aprender a respirar correctamente. Como el desarrollo del chi está relacionado con la respiración, la respiración inadecuada impedirá que el chi se desarrolle.

El método respiratorio utilizado en Tai Chi Chuan se denomina "respiración abdominal", lo que significa que al inspirar el estómago se dilata y al espirar se contrae. Al principio esto puede resultar extraño, pero en realidad es una forma muy natural de respirar.

Los bebés y los niños utilizan automáticamente la respiración abdominal. Sólo cuando crecemos y vamos a la escuela nos enseñan a ponernos rectos, meter el estómago hacia dentro y sacar pecho. Aunque esto es beneficioso para la postura, no induce a una respiración correcta. Como adultos, tenemos que volver a aprender el proceso adecuado

para obtener el máximo beneficio de nuestra respiración.

Es posible que cuando empiece a utilizar la respiración abdominal necesite pensar en ello para practicarlo durante el día. Sin embargo, al cabo de un rato no es un pensamiento tan consciente sino más bien una acción instintiva, hasta que un día ya no será consciente de que respira de esta manera y su ritmo respiratorio será como debería ser por naturaleza.

Al principio es normal sentirse un poco mareado, porque está suministrando más aire a su cuerpo del que está acostumbrado. Los músculos del estómago también pueden doler un poco, ya que los está usando constantemente. No obstante, el aumento de movimiento abdominal al respirar ayuda al sistema respiratorio y no es extraño que los movimientos intestinales aumenten la frecuencia o se vuelvan más regulares.

Hay tres métodos básicos para tomar y expulsar aire. La mayoría de escuelas de Tai Chi Chuan suelen utilizar un método respiratorio por encima de los otros.

El primer método consiste en mantener la mandíbula relajada, con los labios levemente separados, e inspirar y espirar por la boca. Es una respiración fácil y conveniente, aunque lo malo es que, tanto si el aire es muy frío como muy caliente, entra en el cuerpo de forma directa. Este aire caliente o frío entra en contacto con los tubos bronquiales sin variar mucho la temperatura, por lo que existe la posibilidad de que se produzcan problemas de bronquitis en algunos casos.

*Arriba:* **Aprender a respirar como un bebé es la clave para redescubrir cómo obtener el máximo beneficio de esta fuerza vital esencial.**

El segundo método es mantener la boca cerrada mientras se inspira por la nariz y abrirla para espirar (por la boca). Este método es mejor si el aire es caliente o frío, ya que al pasar por la nariz éste se calienta o enfría según la temperatura corporal antes de llegar a los tubos bronquiales. El problema es que abrir y cerrar la boca en cada ciclo respiratorio se convierte en una acción consciente y constante.

El tercer método consiste en mantener la boca cerrada mientras se inspira y espira por la nariz. Aunque la boca esté cerrada, la mandíbula debe permanecer relajada. La punta de la lengua a menudo se coloca en el paladar, justo detrás de los dientes delanteros, para que la saliva fluya en la boca. La nariz actúa como una especie de filtro, ya que los pelos de las fosas nasales filtran el polvo y otras partículas del aire.

El aire tiene la oportunidad de subir o bajar la temperatura corporal, como ocurre en el segundo método, pero, como no se abre ni se cierra la boca, el ciclo respiratorio se realiza de forma natural e inconsciente. (¡Otro beneficio de este método es que si tiene la boca cerrada no le pueden entrar moscas!)

Cuando empiece Tai Chi hágalo por la última técnica descrita. No es sólo el método más fácil sino también el que se enseña con más frecuencia.

Practique la respiración abdominal siempre que pueda para que se convierta en una forma de respirar natural. Lo bueno de este ejercicio es que se puede practicar en cualquier lugar: en el coche, en un avión, en la oficina o en la comodidad de su silla favorita.

El ejercicio no sólo consiste en respirar. La acción rítmica también es terapéutica por naturaleza y contribuye a la relajación. Cambie la respiración y cambiará su vida.

*Derecha:* **Controlar la respiración abdominal ayuda a maximizar el flujo de la energía chi en el cuerpo a través de distintas vías y meridianos.**

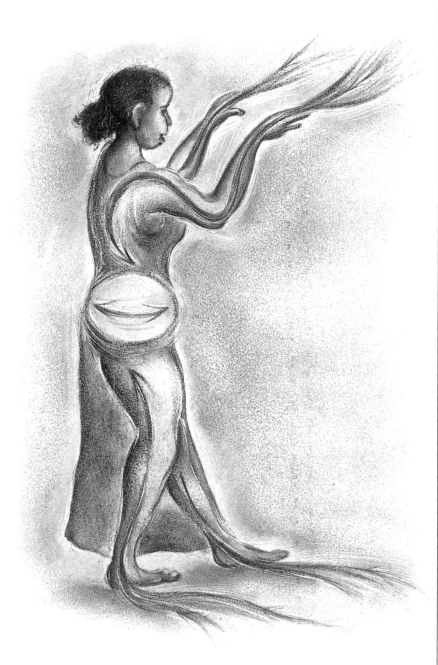

# RAÍCES

EL diccionario define el término "raíz" de muchas maneras distintas, pero la definición que aquí nos interesa es: "Punto u origen de una cualidad, la base sobre la que se apoya todo, para ajustarse o establecerse con firmeza."

Una de las lecciones de la vida es que, si las cosas que construimos no tienen una base fuerte, es probable que caigan. En Tai Chi Chuan ocurre lo mismo. Unas posturas básicas que no sean lo bastante fuertes perjudicarán su capacidad de aplicarlas y le costará mantener el equilibrio.

Cuando esté de pie debe tocar el suelo con firmeza. El peso del cuerpo recaerá en el centro y hacia abajo, y debe existir un sentimiento de adherencia al suelo. Es conveniente que busque y cultive un sentido de hundimiento o reducción de la energía corporal. Intente imaginar la energía del cuerpo bajando hacia las piernas y el abdomen, por debajo de la cintura y el ombligo.

Cuando practique los pasos *(ver página 54)* preste mucha atención a los sutiles cambios de peso que tienen lugar durante un paso determinado. Cuando

*Derecha:* **Debe tener la sensación de echar raíces a cada paso. Sólo usted es capaz de moverlos desde el lugar donde los ha colocado.**

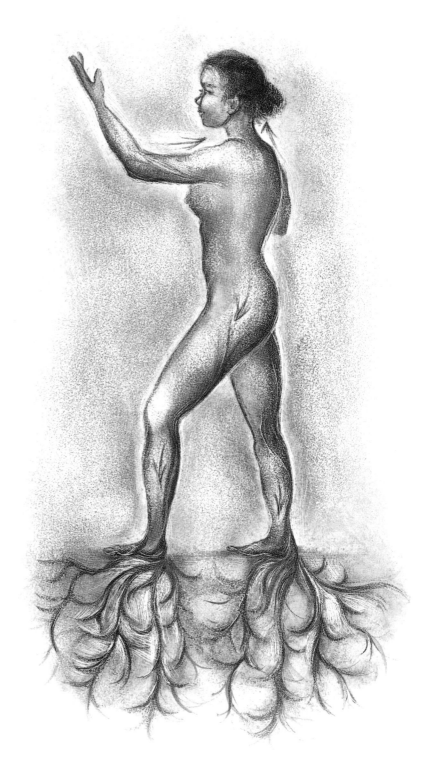

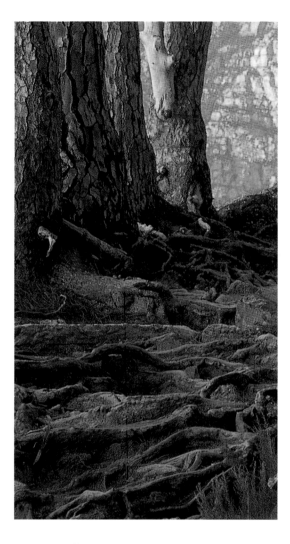

baje los pies debe sentir como si arraigaran o le salieran raíces, y en cuanto toquen el suelo tienen que mantenerse inmóviles hasta que usted lo ordene. Debe sentir solidez y pesadez al adoptar una posición, pero es importante que no sea una pesadez física, ya que no pesa más por bajar la posición.

Mantenga una sensación de equilibrio. Si necesita trasladar peso a una pierna hágalo de manera suave y uniforme, y asegúrese de su centro de gravedad antes de moverse o cambiar el peso. El concepto de raíces debe tenerse en cuenta durante todo el movimiento. Si tiene todo el peso en una pierna, ésta debe estar bien "arraigada" para sostener el resto de su cuerpo.

Es importante respirar correctamente para desarrollar el sentido de arraigo y la respiración abdominal favorece este desarrollo. La circulación de aire hacia el abdomen induce a la circulación de chi. El chi se sedimenta a medida que fluye y esta sedimentación es, en definitiva, una bajada o arraigo de la energía del cuerpo.

Tenga presente el concepto de arraigo en todo momento y para cualquier movimiento. El Tai Chi Chuan no es tan sólo una serie de ejercicios físicos. A menudo los profesionales tienen que visualizar conceptos abstractos, uno de los cuales es la idea de arraigo.

"Allí donde va la mente va el chi": visualice el concepto y se hará realidad.

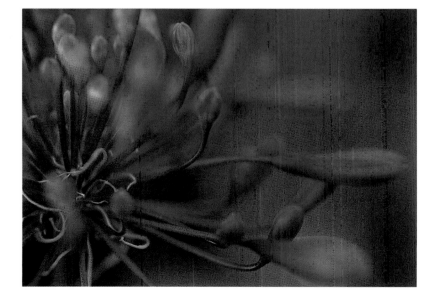

*Arriba:* El concepto de arraigo muestra que las energías se mueven hacia abajo y, por tanto, nos unen a tierra, la fuente de crecimiento. Intente cultivar la idea de que la energía se hunde hacia el abdomen y desde allí hasta las piernas.

*Izquierda:* Del mismo modo que las flores sólo aparecen cuando las raíces de la planta están fuertes, descubrirá que la forma en que practica Tai Chi cambia a medida que adquiere experiencia.

# PRINCIPIOS DE MOVIMIENTO

LA primera vez que realice un movimiento de Tai Chi intente mantener un ritmo constante. Es importante estar relajado durante los ejercicios pero, al mismo tiempo, ser consciente de la forma en que los hacemos y cómo están colocadas las extremidades con relación al resto del cuerpo.

El cuerpo siempre acumulará cierta tensión, pero ésta debe ser la mínima necesaria para mantener las posturas, sin ejercer tensión dinámica ni demasiada presión en los músculos.

Nunca hay que forzar los movimientos y es importante realizarlos con tanta naturalidad como sea posible. La mente debe estar concentrada en cada movimiento o en el movimiento siguiente. Intente no obsesionarse con ningún pensamiento, ya que esto puede ser la causa de movimientos erráticos e inconstantes, y conseguir un estado de calma y concentración. Aunque este estado es casi meditativo, estará totalmente despierto, consciente de lo que le rodea y centrado en los movimientos que realiza. En otras palabras, intente sumergirse mentalmente en el transcurso de los movimientos.

La coordinación, que le permite realizar los ejercicios de manera regular, aparece con la práctica y no es imposible de conseguir. El primer paso es aprender a coordinar los movimientos respiratorios, tras lo cual resulta más fácil coordinar entre sí movimientos individuales.

Al principio es normal tener dificultad para sincronizar las extremidades. En la

*Arriba:* **Estas espirales de incienso y forma cónica representan los círculos y las curvas fluyentes, es decir, las formas naturales que potencian los ejercicios de Tai Chi Chuan.**

*Derecha:* **La coordinación de manos y piernas es cuestión de práctica y, a la vez, la clave para desarrollar la facilidad y el equilibrio en todos los movimientos.**

mayoría de los casos esto se debe al hecho de que todos los deportes y actividades en los que participamos durante el crecimiento están enfocados a aumentar la velocidad, la fuerza y la resistencia. Nuestra mente está educada para pensar de este modo y no sabe mover lentamente las extremidades o el cuerpo. Para que el cuerpo se acostumbre a moverse lentamente hay que empezar por la mente y aplicar el aprendizaje a los movimientos físicos.

Mientras que otras artes marciales tienden a seguir una línea recta y directa, el Tai Chi Chuan se basa en círculos y curvas. Si observase las diversas posturas de los brazos, vería que se curvan ligeramente. Si las mirase más de cerca, vería que esta curva sigue la línea de menor resistencia de la extremidad. No hay ningún pliegue indebido en los codos y las muñecas, y cuando subimos y bajamos los brazos los movimientos se originan en los hombros de forma muy natural.

La primera vez que vemos Tai Chi Chuan solemos pensar que es complicado y difícil de hacer. Pero esto no es más que una impresión causada por la manera en que se unen los movimientos. De hecho, los movimientos individuales son muy sencillos si los separamos de uno en uno. Es la forma en que se mueve el cuerpo en general lo que da la sensación de que es complicado.

Si nada más empezar piensa que el Tai Chi Chuan es difícil, lo será; pero si se centra en la simplicidad y economía de los movimientos, le resultará mucho más fácil. Es cierto que hay una serie de sutilidades y complejidades en los movimientos, pero al principio no complique las cosas. Adquirirá las cualidades necesarias a medida que avance.

A menudo el Tai Chi parece una cadena interminable de movimientos. Al empezar es normal detenerse entre las posturas para comprobar si el cuerpo está en la posición correcta. Esto se conoce con el nombre de "honor a la postura". A medida que se familiarice con las posturas, las pausas entre las mismas se reducirán progresivamente hasta que sean casi indiscernibles y cualquiera que le observe tendrá la impresión de que se mueve con fluidez.

Lo más importante es relajarse. Es más fácil aprender Tai Chi Chuan cuando el cuerpo está relajado. Al principio cuesta porque parece que hay que tener muchas cosas en cuenta, pero si continúa practicando y familiarizándose con los movimientos básicos el cuerpo llegará a hacerlo de manera natural. Cuando la relajación física influya en su estado mental empezará a disfrutar del Tai Chi Chuan.

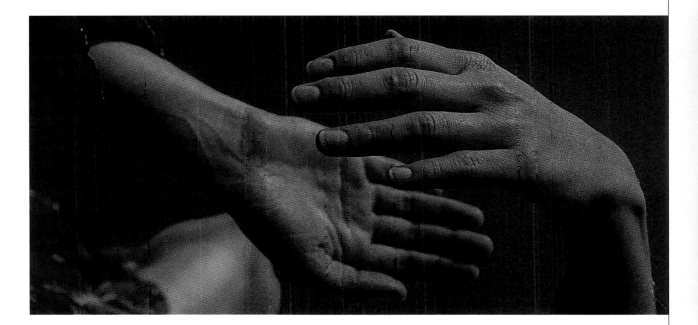

EL TAI CHI CHUAN *es una forma muy natural de mantener un estilo de vida equilibrado. No requiere un equipo especial, se puede practicar en un lugar cerrado o al aire libre, solo, con una pareja para los ejercicios más avanzados o en una clase hasta ser lo bastante experto para practicar las formas por usted mismo.*

*El cuerpo entero en movimiento debe ser ligero y ágil, con todas las partes entrelazadas como si se tratara de un collar de perlas.*
*El chi (energía vital) debe estar activado, y el shen (espíritu de vitalidad), unido internamente. Las posturas tienen que ser perfectas, sin interrupciones ni proyecciones de la alineación adecuada. Cuando está en movimiento, la forma debe estar conectada.*
*El chin (fuerza intrínseca) debe arraigarse a los pies, surgir de las piernas, estar controlado por la cintura y puesto de manifiesto por los dedos.*
*Tai Chi Chuan Ching*
*Chang San-feng (1279-1386)*

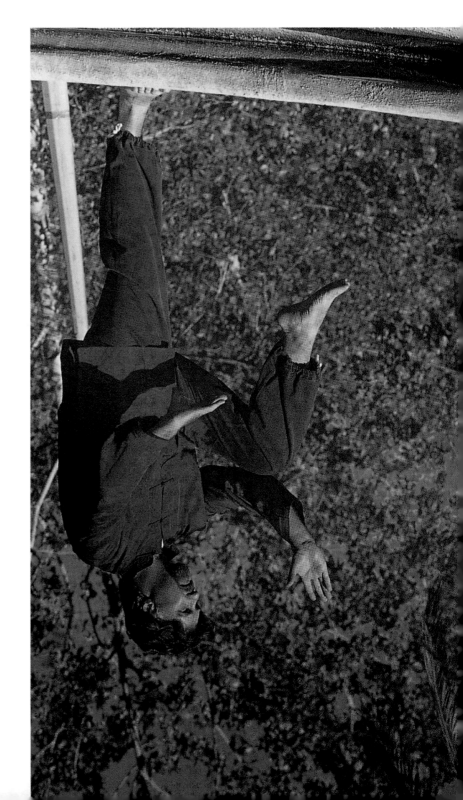

# Practicando Tai Chi

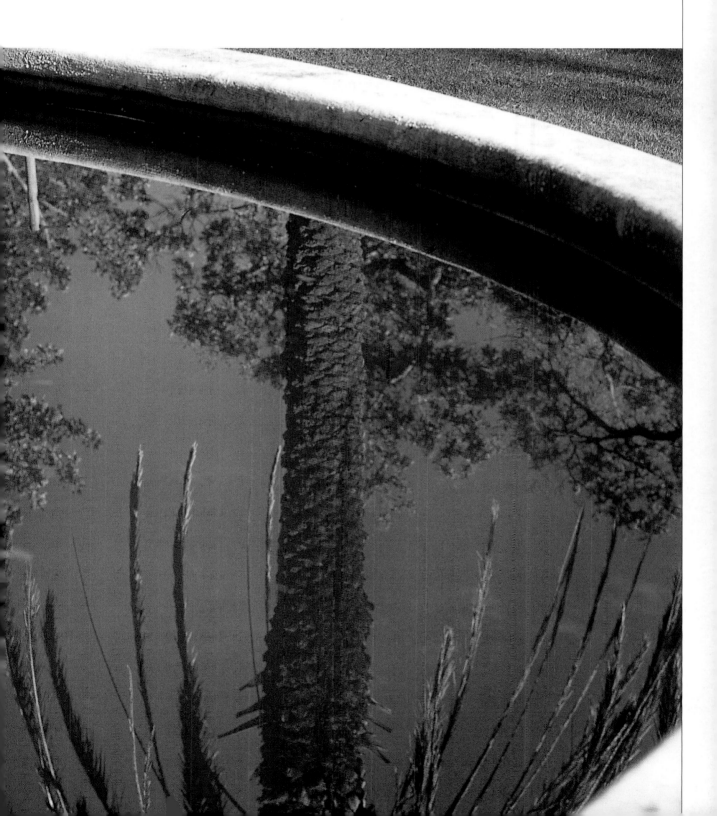

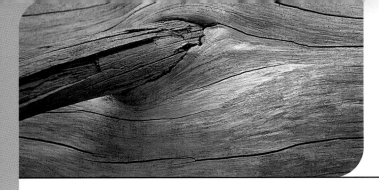

# EJERCICIOS DE PIE

ESTE ejercicio básico es ligero y fácil, y se puede practicar como un ejercicio de pie. Si hace Tai Chi de manera regular, realice este ejercicio después del calentamiento, antes de iniciar los movimientos en sí, para relajar la respiración, bajar las pulsaciones y centrarse en lo que tiene que hacer a continuación.

Tras una sesión, es ideal para relajarse y pensar en lo que ha hecho o ha aprendido.

Adopte la postura de preparación (1) y levante las manos por delante del cuerpo (2) con una palma frente a otra. Ahora arquee los brazos como si intentase abrazar un árbol (3). Asegúrese de que las yemas de los dedos están a unos 10 cm de distancia y que los codos no apuntan hacia los lados sino que están ligeramente caídos (4). Debe notar las muñecas en suspensión. Las palmas deben mirar hacia el cuerpo a la altura de la parte superior del pecho.

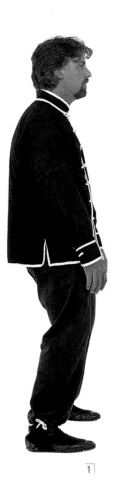

1

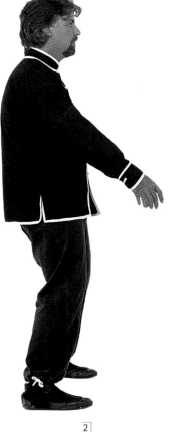

2

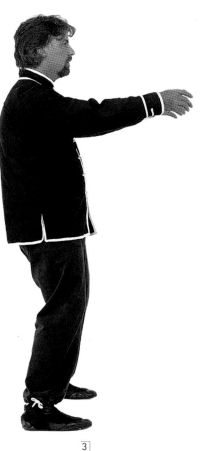

3

# SUJECIÓN DEL TRONCO

Relaje la zona de los hombros y el cuello. Cierre los ojos si lo desea y respire profundamente y con naturalidad (5). Mantenga la postura durante unos tres minutos para empezar y aumente hasta ocho. Continúe relajado. Al principio notará cierto dolor muscular, pero mantenga la postura. Si se le empiezan a cansar los brazos súbalos y ábralos más. No baje los brazos hasta que se acabe el tiempo.

Cuando haya finalizado el ejercicio dóblese por la cintura y deje caer los brazos. Esta flexión e aliviará la tensión de los hombros.

Para incorporarse doble primero las rodillas, encorve la espalda y estírese poco a poco. No se levante con la espalda o las piernas rectas.

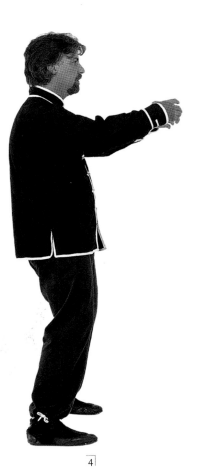

4

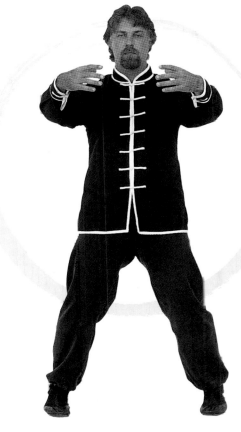

*Vista frontal*

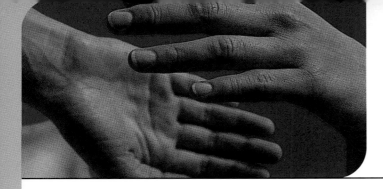

# EJERCICIOS DE PIE

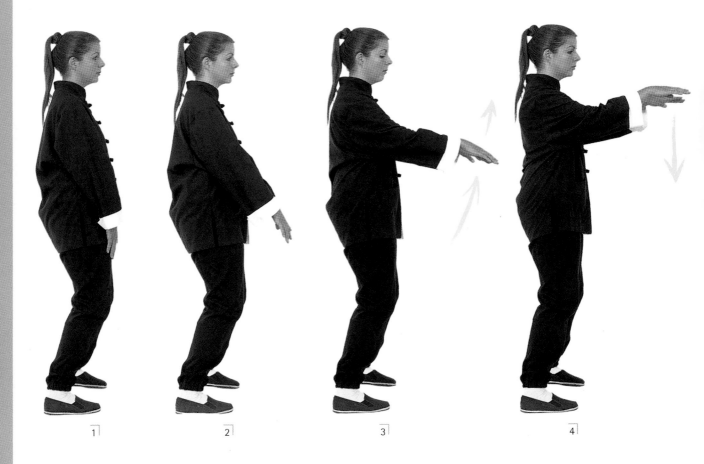

1  2  3  4

ESTE ejercicio procede de la postura de apertura de la modalidad de los 24 pasos, que también se denomina "Peking" o, simplemente, "forma".

Adopte la posición de preparación (1) y relájese un momento. Levante las manos (2), con las muñecas a la altura de los hombros (3-4), y bájelas con las palmas hacia abajo (5-6) hasta que estén en línea con las caderas (7). Al tiempo que baja las manos doble un poco más las piernas.

Como parece demasiado sencillo, analizaremos el ejercicio exhaustivamente. Colóquese de pie frente a una pared o, mejor

aún, un espejo o ventana de su tamaño. Adopte la postura de preparación y manténgase lo bastante cerca de la pared, espejo o ventana para que, con los brazos extendidos a la altura del pecho, pueda colocar ambas manos planas sobre la superficie. A continuación baje las manos.

Ahora separe las manos de los lados, hacia la superficie que hay frente a usted. Cuando las yemas de los dedos entren en contacto con la superficie deslícelas suavemente sobre la misma hasta levantar los brazos. Las muñecas guiarán a los dedos.

# SUBIDA Y BAJADA
# DE MANOS

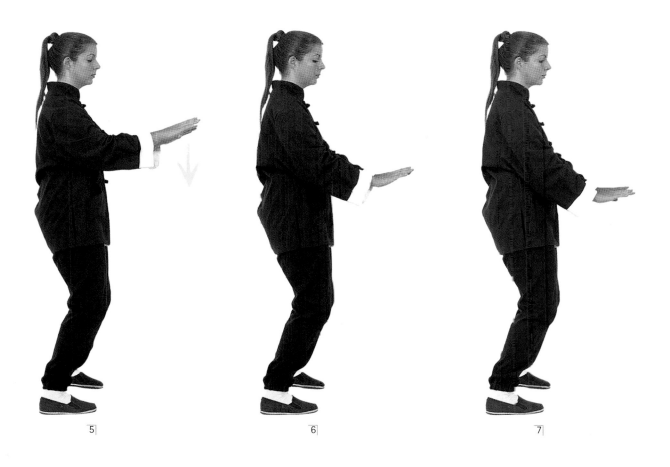

5        6        7

Cuando las muñecas lleguen a la altura del pecho cambie de dirección y vuelva a bajar las yemas de los dedos por la superficie hasta que estén a punto de perder el contacto.

Deje de mover las manos. Este ejercicio le dará una idea de cuánto debe separar las manos del cuerpo antes de empezar a subirlas y de dónde deben detenerse. Los hombros y codos permanecerán relajados durante todo el ejercicio. No debe girar o doblar los brazos hacia ningún lado.

Cuando se sienta cómodo con los movimientos de subida y bajada aléjese de la pared o ventana y practique el movimiento en un espacio libre. No olvide doblar un poco las rodillas al bajar las manos.

Para añadir calidad al ejercicio pruebe la respiración abdominal mientras lo realiza. Inspire en cuanto empiece a mover las manos y continúe la inspiración hasta que las muñecas lleguen al nivel de los hombros. En este momento empiece a espirar hasta que las manos estén abajo. Relaje las manos en su posición inicial junto a las piernas y repita el movimiento. Practique el ejercicio hasta que se sienta cómodo con ambos movimientos y la respiración y hasta que éstos estén totalmente sincronizados.

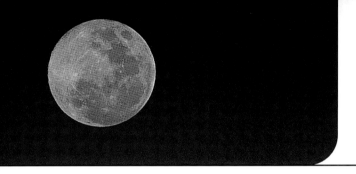

# EJERCICIOS DE PIE

ESTE ejercicio nos presenta el concepto de cambio y movimiento en sentido circular, utilizando una bola imaginaria. Todo el movimiento sale de la bola y vuelve a ella.

Colóquese de pie en la postura de preparación y levante las manos por delante de usted. Mantenga la distancia que hay entre hombro y hombro para las manos y no cierre los codos. Relaje hombros y codos. Coloque la palma de una mano mirando hacia la otra y relájelas, ya que ni las manos ni los dedos deben acumular tensión. Baje los brazos y acerque ligeramente los codos al cuerpo. Deténgalos cuando estén casi a la altura de las costillas inferiores (1).

Mueva las manos como si sostuviera una bola y quisiera que no se le cayera. Baje la mano derecha y levante la izquierda (2-3) hasta que la derecha sujete la bola por debajo y la izquierda por encima (4).

Asegúrese de que el codo izquierdo está relajado y un poco caído, sin apuntar hacia el lado. Pruebe lo siguiente: con la mano izquierda sobre la posición de la bola apunte con el codo hacia un lado. Ahora baje ligeramente el codo. Aunque sólo debe moverlo unos 5 cm la tensión desaparecerá por completo. Mantenga los hombros y los brazos relajados durante todo el movimiento.

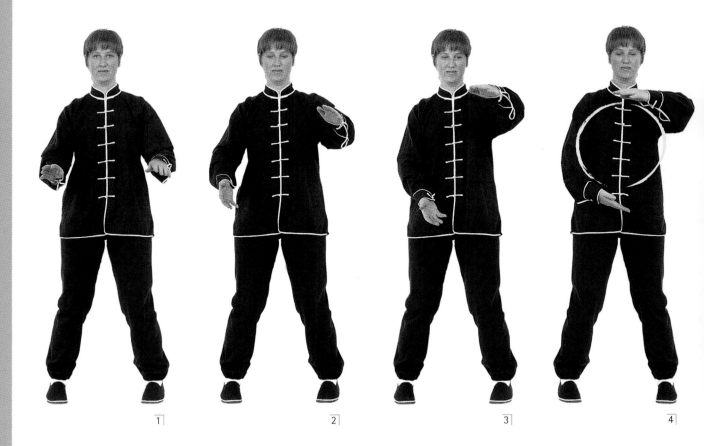

1    2    3    4

# BOLA DE TAI CHI

Recuerde que es importante realizar el mínimo esfuerzo muscular al mover los brazos.

Con los brazos en posición de sostener la bola (4), diríjalos hacia el cuerpo y compruebe la distancia que hay entre ambas manos. La izquierda debe estar en línea con la parte inferior de la barbilla y la derecha justo por debajo del ombligo.

Vuelva a empezar la secuencia rotando las manos dentro de la bola (de nuevo la izquierda está por encima de la derecha, como en la fotografía 4). Ahora cambie de dirección y pase la mano derecha por encima de la izquierda (5-8). Siga rotando la bola lenta

y suavemente, asegurándose de que los brazos y hombros están completamente relajados.

Cuando se sienta a gusto con el movimiento incorpore la respiración abdominal. Con una mano arriba y la otra abajo, respire hasta que las manos estén a mitad del movimiento (dejando entre ambas la distancia que hay entre hombro y hombro) y espire durante el resto del mismo. Sincronice los movimientos y la respiración hasta que ésta dicte el movimiento.

Practique hasta que pueda realizar el ejercicio de forma natural y se sienta cómodo antes de pasar a los demás ejercicios.

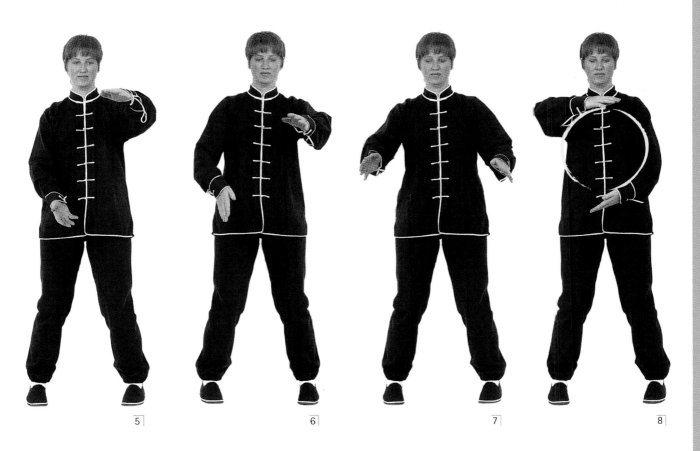

| 5 | 6 | 7 | 8 |

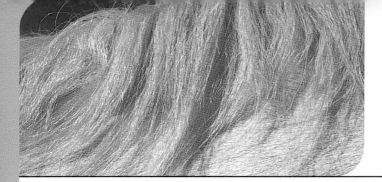

# EJERCICIOS DE PIE

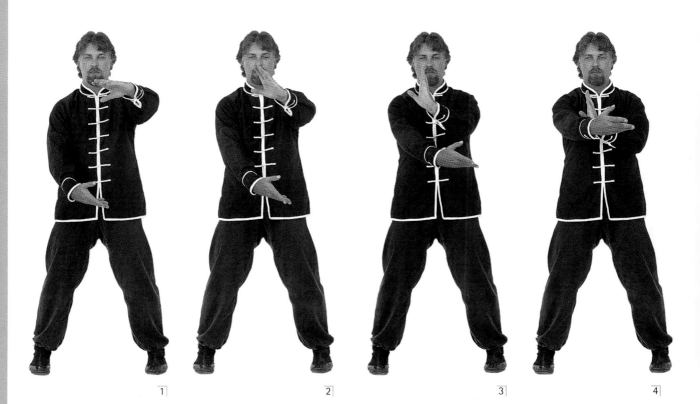

1      2      3      4

ÉSTE es uno de los muchos movimientos derivados de la "bola de Tai Chi". Nos permite desarrollar una extensión cómoda y natural de los movimientos, pero requiere cierta coordinación.

Empiece adoptando la postura de preparación y forme la bola con la mano izquierda encima (1). Trabajando con ambas manos, como aparece en las fotografías, mueva la mano derecha a través del cuerpo en dirección a la izquierda y extienda la mano hacia arriba y hacia fuera de forma circular hasta detenerla delante del hombro derecho. Mueva la mano izquierda a lo largo del cuerpo hasta el hombro derecho girando la mano verticalmente y baje la mano izquierda, también a lo largo del cuerpo, hasta detenerla delante y en el lado exterior de la cadera izquierda con los dedos hacia delante y un poco hacia dentro (2-6). Asegúrese de que la mano izquierda baja por la parte interior del brazo de-

recho, como se muestra en la fotografía 3, y cruce la parte interior del codo, como en la 4, y que la mano derecha permanezca fuera del brazo izquierdo.

Para aprender este movimiento puede que sea más fácil observar primero la calidad de movimiento de cada brazo por separado. Empiece mirando sólo el brazo derecho: el movimiento del brazo procede del hombro y el codo se extiende ligeramente hacia fuera durante el movimiento. Cuando la mano derecha esté delante del hombro el codo apuntará hacia el suelo y la muñeca estará relajada. Los dedos no apuntan directamente hacia fuera, pero sí miran un poco hacia dentro al estar la muñeca relajada. La palma también está ligeramente girada hacia dentro, por lo que le permite ver el perfil del dedo índice y la muñeca, como se muestra en la fotografía 6, que es la posición final del ejercicio.

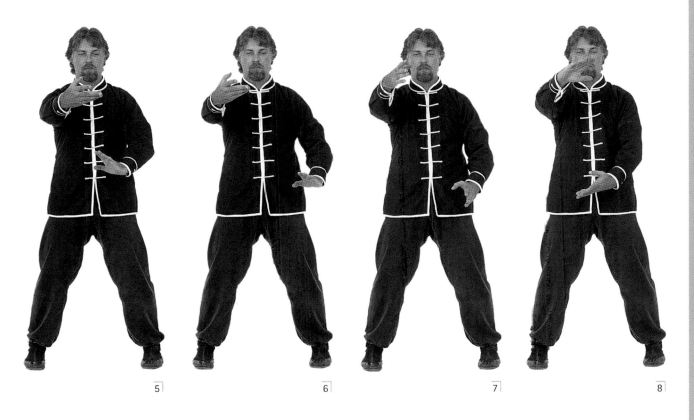

|  |  |  |  |
|---|---|---|---|
| 5 | 6 | 7 | 8 |

Ahora mire sólo el brazo izquierdo: cuando mueva la mano izquierda por el cuerpo y la gire verticalmente intente mantener las yemas de los dedos al mismo nivel. Baje la muñeca y no levante los dedos. Mantenga la mano a la misma distancia del cuerpo desde el principio sin acercarla hacia el mismo. Es posible que se acerque por sí sola al detenerse, pero no debe estar a menos de una mano de distancia de la cadera. En la posición final de la mano izquierda, como se muestra en la fotografía 6, la línea de la muñeca debe estar justo delante del cuerpo, con el codo apuntando hacia atrás. Como antes, el movimiento del brazo sale del hombro y el codo se mantiene relajado todo el tiempo.

Desde la posición de la bola mueva ambas manos simultáneamente. Ninguna mano debe acabar antes que la otra. Cuando haya finalizado el movimiento desplace la mano que tiene delante hacia la parte superior de la bola y la mano de abajo hacia la inferior (7 y 8). De este modo vuelve a la posición nicial (1) y está preparado para repetir el ejercicio en el lado contrario. Mientras realiza el ejercicio intente encadenar la "bola de Ta Chi" con la "separación de la crin de un caballo salvaje" en un círculo continuo. Realice los movimientos con lentitud y firmeza y deténgase un instante después de cada postura y antes de pasar a la siguiente.

Finalmente, incorpore la respiración abdominal. Inspire mientras forma la bola, espire durante la "separación de la crin de un caballo salvaje", inspire al volver a formar la bola e inspire en la postura final.

Repita este ejercicio hasta que se sienta totalmente cómodo con la secuencia completa, manteniendo una respiración pausada para sincronizarla con cada movimiento.

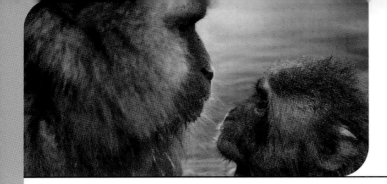

# EJERCICIOS DE PIE

ESTE ejercicio de pie tiene la dificultad añadida de mover los brazos al mismo tiempo que el tronco e introduce la idea de dirigir la propia energía.

El ejercicio empieza desde la posición de la "bola de Tai Chi", pero a partir de ese momento los movimientos se encadenan sin pasar por el de la formación de la bola.

Adopte la postura de preparación y forme la "bola de Tai Chi" con la mano izquierda encima (1). Deje caer la mano derecha por la parte exterior de la pierna superior y vuelva a la altura del hombro al tiempo que gira el tronco hacia la derecha. La palma de la mano derecha debe mirar hacia arriba durante el movimiento y los ojos deben seguirla sin realizar ningún movimiento indebido de cabeza ni doblar el cuello.

Al mismo tiempo mueva la mano izquierda hacia delante y hacia arriba hasta el nivel del hombro con la palma hacia arriba y el brazo doblado mientras gira el torso a la derecha (2-3). Recuerde que la cabeza seguirá el movimiento del torso a la derecha.

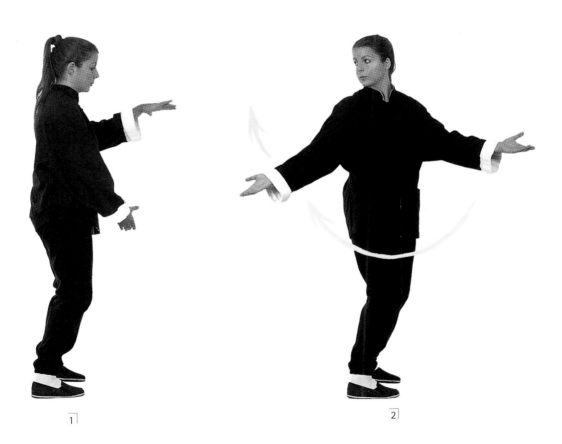

# RECHAZO DEL MONO

Gire la muñeca derecha para que las yemas de los dedos apunten hacia delante y conduzca la mano también hacia delante mientras empieza a girar el torso hacia atrás. Pase la mano derecha por la cabeza (como se muestra en la fotografía 4), cerca de la oreja, y déjela delante del hombro sin llegar a estirar el brazo y con el codo relajado (5). Recuerde hacer la mínima fuerza posible con el brazo para conseguir el movimiento.

Al mismo tiempo, doble el codo izquierdo y déjelo caer a un lado del cuerpo (4), deteniéndolo junto a las costillas y formando un ángulo exacto de 90°. Coloque la palma de la mano izquierda hacia arriba y los dedos hacia delante.

Cuando gire el torso hacia la derecha los brazos deben mantener un ángulo de 180° en los extremos (como se muestra en la fotografía 3). Mientras gira la muñeca de la mano de atrás empiece a girar también el torso hacia delante y coloque ambas manos en la posición final (6). Deje de mover el torso cuando las manos vuelvan a su sitio. Este ejercicio requiere cierto tiempo, pero practique y juegue con el movimiento hasta que se sienta cómodo con él.

*(Sigue en la página siguiente)*

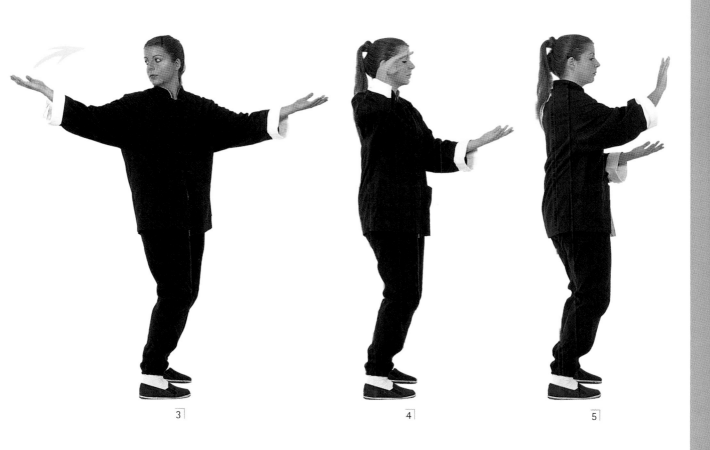

3        4        5

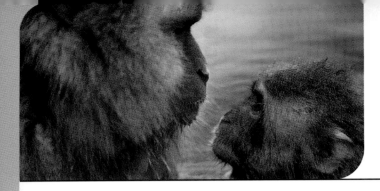

# EJERCICIOS DE PIE

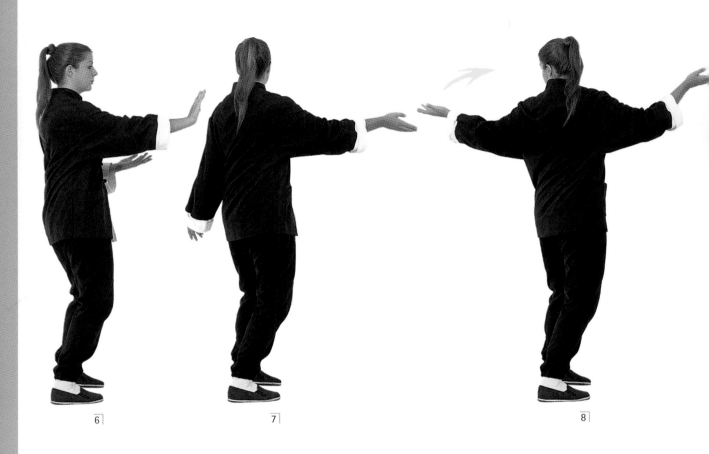

6         7         8

*(Continuación de página anterior)*

Si empezó con la mano izquierda sobre la "bola de Tai Chi", ahora pondrá la mano derecha delante y la izquierda a un lado y abajo (como se muestra en la fotografía 6). En lugar de volver a formar la bola, mueva las manos desde donde se encuentran a medida que gira el torso hacia la izquierda para repetir el ejercicio en el lado contrario (7-11).

En la posición final la mano de delante debe situarse frente al hombro. Cuando este movimiento se aplica a la práctica la ma-no de delante puede absorber la energía que entra en el cuerpo o proyectarla a su oponente.

El siguiente ejercicio sirve para aclarar este concepto. Pónga-se de pie delante de una puerta abierta y coloque la mano dere-cha sobre un lado de la puerta, por encima de la cerradura. Mantenga los dedos en posición vertical y el brazo ligeramente doblado para que el codo apunte hacia el suelo. Coloque el cuerpo de modo que la mano esté delante del hombro. Inclínese

# RECHAZO DEL MONO

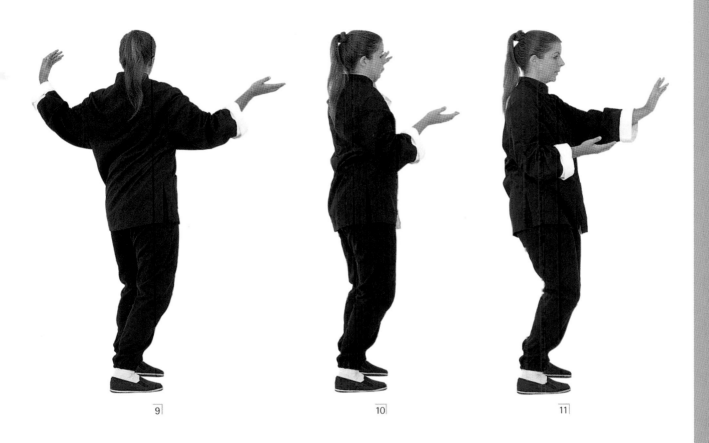

9

10

11

un poco hacia la puerta dejando caer el peso sobre el brazo do- blado. Debe conseguir aguantar el peso sin que el brazo se re- sienta. Ahora póngase de pie en posición normal y vuelva a co- locar la mano derecha delante del hombro izquierdo. Inclínese de nuevo hacia la puerta con el peso sobre el brazo que tiene doblado. Observe lo que ocurre.

A continuación intente colocar el cuerpo de forma que la ma- no derecha esté fuera del hombro derecho y repita la acción. En ambas ocasiones la mano se desviará hacia un lado y le hará per- der el equilibrio. Si la mano derecha no está en la posición correc- ta, la energía del cuerpo se desplazará y perderá el equilibrio o adoptará una postura vulnerable. Tenga esto siempre en cuenta.

Cuando se sienta cómodo con los movimientos básicos del "rechazo del mono" puede incorporar la respiración abdominal a los movimientos de brazo. Empiece inspirando mientras gira y extiende los brazos y espire al adoptar la posición final.

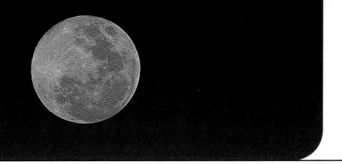

# EJERCICIOS DE PIE

ESTE ejercicio se basa en la idea del cambio de peso de una pierna a otra y ayuda a mejorar el equilibrio.

Adopte la postura de preparación, pero no se preocupe de momento por las manos sino por las piernas. Gire el pie izquierdo hacia dentro hasta 45° y el derecho hacia fuera (también 45°) y deje que el peso del cuerpo recaiga sobre la pierna izquierda (2). No se incline hacia ningún lado. Sólo cambie el peso moviendo todo el torso, desde las caderas hasta los hombros, a la vez. Mantenga el cuerpo erguido. Mueva la pierna derecha hacia arriba y hacia el pecho (3-4). Cuando sienta que no puede levantar más la pierna extienda la parte inferior de la misma ha-

cia fuera, manteniendo los dedos hacia atrás y estirando el talón hacia delante (5). Mantenga esta postura un momento, suba la rodilla al pecho, baje la pierna y coloque el pie en el suelo en la misma posición que antes (6-8).

Durante la extensión de la pierna ponga el cuerpo recto, con el peso sobre la pierna izquierda y no se incline hacia atrás al estirarla. Al principio no se preocupe por la altura de la pierna. Es importante que sea capaz de estirar la pierna del todo mientras mantiene la postura adecuada.

Con la práctica se le fortalecerán las piernas y podrá levantarlas más.

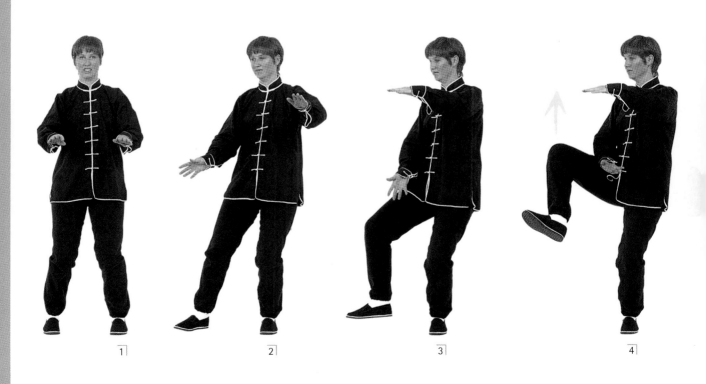

1⌋      2⌋      3⌋      4⌋

# PATADA
# CON BOLA DE CHI BALL

Cuando haya colocado el pie derecho en el suelo gírelo hacia dentro hasta 45° y el izquierdo hacia fuera la misma distancia, para pasar el peso lentamente y durante todo el proceso a la pierna derecha. Repita el ejercicio con la pierna izquierda.

Alterne ambas piernas hasta que se sienta a gusto y se haya familiarizado con los movimientos en los dos lados.

Ahora añada la "bola de Tai Chi" y los movimientos de brazos. Adopte la postura de preparación y gire los pies hacia la derecha mientras forma una bola con la mano izquierda arriba (1-3). Mantenga la bola durante la patada hasta que el pie vuelva a estar en el suelo (4-7). Mientras gira los pies y cambia el peso

de pierna cámbiese la bola de mano. La bola sólo puede detenerse cuando esté a punto de levantar el pie del suelo. Siga jugando con la bola mientras pasa de una pierna a otra.

Cuando se haya familiarizado con los movimientos físicos de la "patada con bola de Tai Chi" introduzca la respiración abdominal. Empiece inspirando y espire cuando realice la primera secuencia. Inspire al levantar la pierna y espire hasta sacar todo el aire: tomar aire para retirar y colocar el pie, sacar aire durante la secuencia, volver a tomarlo para levantar la otra pierna y así sucesivamente. Recuerde hacer un movimiento por cada respiración.

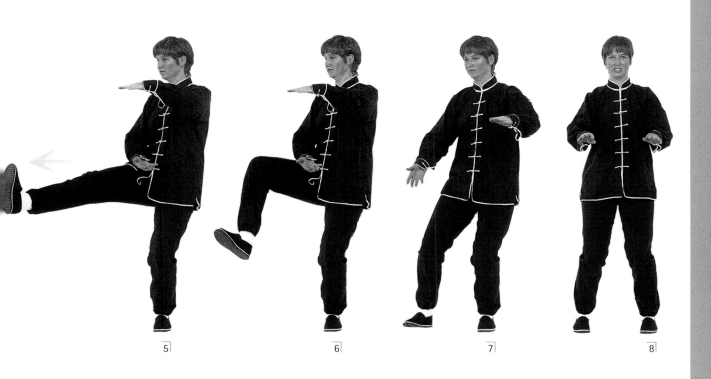

5|      6|      7|      8|

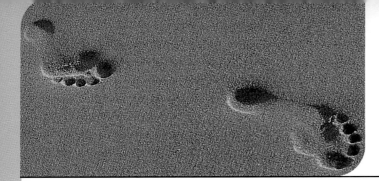

# PASOS - MOVIMIENTOS BÁSICOS

LOS PASOS *dan movimiento a la mitad inferior del cuerpo y lo ponen en movimiento. Practique los pasos cada día, ya que será mejor cuanto menos tarde en aprendérselos.*

Empiece en posición vertical con los pies a 7 cm de distancia y apuntando hacia delante. Gire el pie derecho 45º hacia fuera y, apoyando el peso sobre el mismo, doble ambas piernas al máximo. Al principio debe comprobar la situación del pie: pase el peso a la pierna derecha y mueva el pie izquierdo directamente hacia delante, a ras de suelo. Cuando la rodilla esté esti-

rada coloque el talón en el suelo con los dedos hacia atrás. No apoye el peso todavía sobre el pie izquierdo. Compruebe la colocación del pie, estire el pie hacia atrás y asegúrese de que todavía tiene los talones separados. Esto es muy importante: debe haber cierta distancia entre ambos pies. Si se tocan cuando vuelva a colocar el pie atrás, la postura será demasiado insegura y le costará mantener el equilibrio.

Para iniciar el movimiento doble las rodillas y deje caer el peso sobre la pierna derecha (1). Coloque el pie hacia delante con los dedos hacia atrás y el talón tocando el suelo (2).

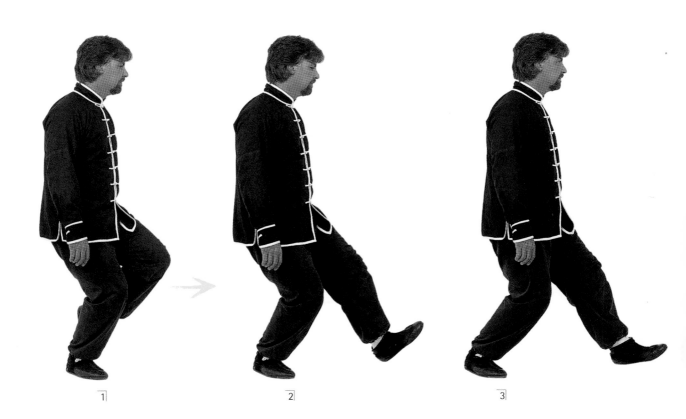

1    2    3

# POSTURA HACIA DELANTE

Con el torso en esta posición, desde las caderas hasta los hombros, mire directamente hacia delante. Apoye el peso lentamente sobre la pierna izquierda con el pie plano (3). Mueva el torso hacia delante durante el cambio de peso, pero manténgalo totalmente recto. Estire la pierna derecha a medida que apoya el peso sobre ella y doble la rodilla izquierda, apuntando hacia delante.

Baje la mirada y asegúrese de que la punta del pie sobresale un poco por delante de la rodilla. Si la rodilla le tapa todo el pie es que se ha movido demasiado, por lo que debe corregir la postura.

Coloque el pie izquierdo hacia delante y mantenga el pie derecho en el suelo y la pierna derecha recta. No doble la rodilla. Compruebe la posición y cómo reparte el peso entre ambas piernas. El torso debe estar recto y relajado, con los brazos caídos a los lados (4).

Esta posición se conoce como la "postura hacia delante" y es el punto de partida de los ejercicios de pasos. Juegue con ella hasta que se sienta cómodo y pase a otros movimientos de pasos.

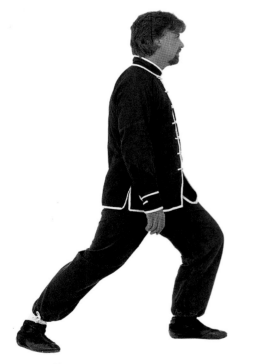

4

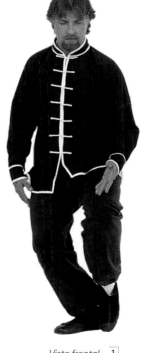

*Vista frontal* 1

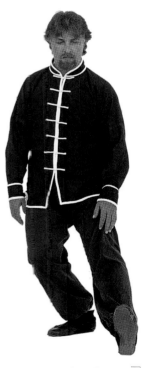

*Vista frontal* 2

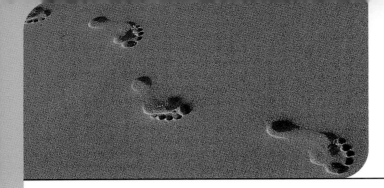

# PASOS - HACIA DELANTE

ADOPTE la postura anterior con el pie izquierdo delante (1). Desplace el peso a la pierna izquierda mientras dobla la rodilla (2) y levante los dedos del pie derecho tirando de ellos hacia usted (3). Mantenga el talón derecho en el suelo. Gire el pie derecho unos 45° a la derecha (4). Empiece trasladando todo el peso a la pierna derecha a medida que coloca el pie plano y dobla la rodilla para que absorba el peso. Mantenga el torso hacia delante.

Cuando esté totalmente apoyado sobre la pierna derecha levante el pie izquierdo del suelo (5). Mantenga la rodilla de la pierna izquierda hacia delante y levante el pie izquierdo por encima de la pantorrilla, casi rozándola con la parte exterior del dedo gordo. Coloque el talón del pie izquierdo en el suelo apuntando hacia delante (6). Apoye el peso lentamente sobre la pierna izquierda mientras coloca todo el pie en el suelo (7) y adopta la postura hacia delante con el pie izquierdo (8). Cuando coloque el talón en el suelo hágalo con un movimiento suave y continuo, evitando brusquedades. La rodilla debe apuntar hacia delante durante todo el ejercicio. No la gire hacia fuera.

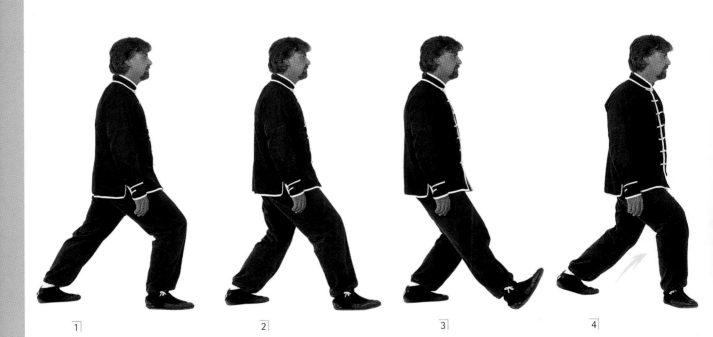

1  2  3  4

# PASOS

Repita el ejercicio, empezando con el pie izquierdo hacia delante y acabando por la postura hacia delante con el pie derecho.

La longitud del paso depende del pliegue de la rodilla de la pierna sobre la que recae el peso. A menos pliegue más corto será el paso. Podrá alargarlo a medida que se le fortalezcan las piernas y doble más las rodillas.

No incline la cabeza al pasar de una postura a otra. Es importante mirar hacia delante y mantener la cabeza recta y en una postura natural durante todo el paso.

Cuando se haya familiarizado con el movimiento añada la respiración abdominal. Durante la postura hacia delante inspire al levantar la pierna y girar el pie e inspire durante el resto del movimiento.

Practique los pasos básicos tanto como pueda. Intente no pasar al siguiente ejercicio hasta que no se sienta totalmente cómodo con la práctica de pasos.

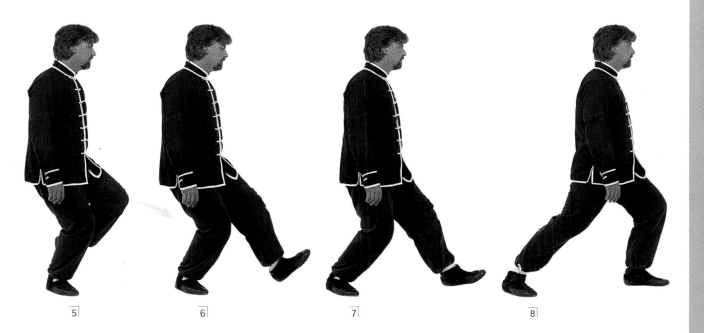

5  6  7  8

# PASOS - HACIA DELANTE

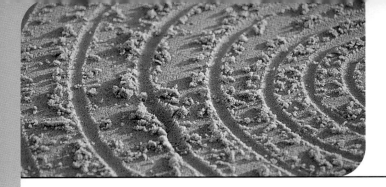

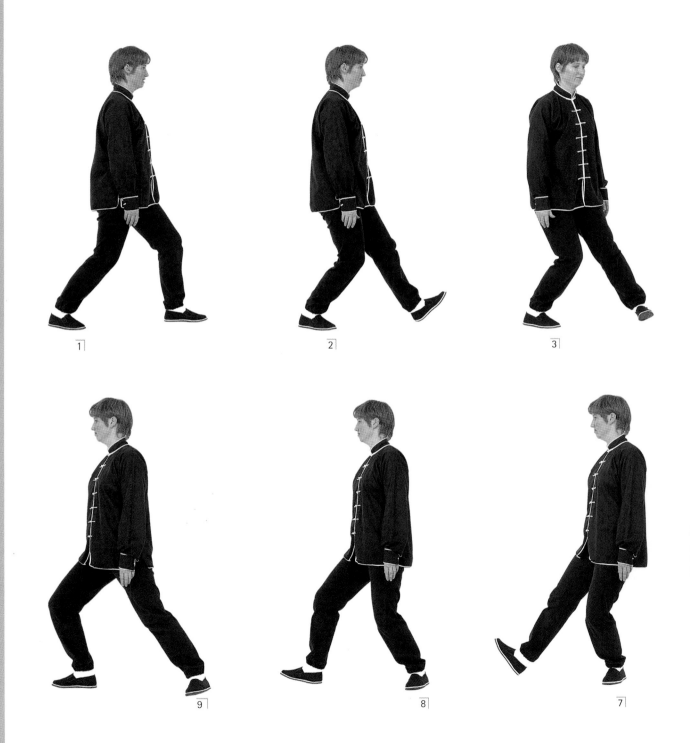

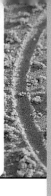

# GIRO DE 180°

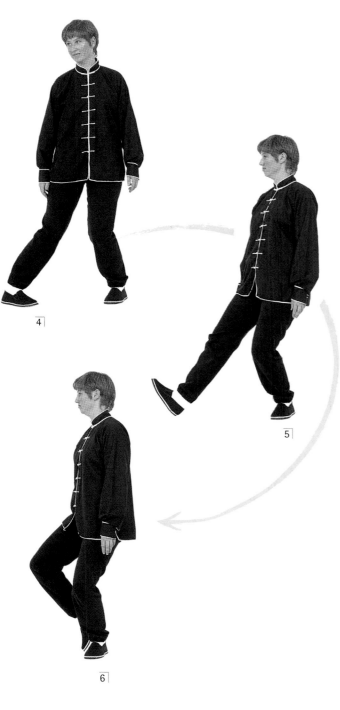

4

5

6

ESTE *ejercicio permite girar durante los pasos, por lo que la práctica de pasos se puede convertir en un proceso ininterrumpido.*

Desde la postura hacia delante con el pie izquierdo (1) apoye el peso atrás (2) como si fuera a dar otro paso hacia delante, pero en lugar de girar el pie izquierdo hacia fuera haga un giro de 45° hacia dentro (3). Coloque el pie izquierdo en el suelo y desplace el peso sobre el mismo para girar 90° a la derecha, con ambos pies planos en el suelo y mirando hacia dentro (4). Siga cambiando el peso a la pierna izquierda mientras gira sobre el talón derecho y acabe mirando en dirección contraria (5).

En lugar de pasar el peso hacia delante mueva el pie derecho hacia dentro con los dedos totalmente apoyados en el suelo, junto al tobillo izquierdo, y la rodilla hacia delante (6). Debe mantener las yemas de los dedos en el suelo y el pie vertical. (Esta postura le permitirá mantener el equilibrio durante el paso siguiente. Si gira, desplazará el peso hacia delante al realizar la postura hacia delante con el pie derecho y colocará el pie derecho detrás en línea recta, el pie derecho tocará al izquierdo y le hará perder el equilibrio. Después del giro tiene que mantener cierta distancia.)

Desde esta posición estire la pierna derecha hacia delante (7) y coloque el talón en el suelo, apuntando ligeramente hacia la derecha. Recuerde que los talones no deben estar en línea. Cuando haya colocado el talón adecuadamente cambie el peso a la pierna derecha (8) y adopte la postura hacia delante con la derecha (9). Pase a la postura hacia delante con la izquierda y luego otra vez con la derecha. Repita el ejercicio hacia la izquierda.

Espire durante la postura hacia delante e inspire cuando se eche hacia atrás y realice la primera parte del giro. Vuelva a espirar durante el resto del giro y a inspirar cuando mueva el pie hacia el tobillo. Espire por última vez mientras adopta la postura hacia delante.

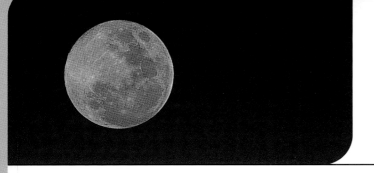

# PASOS - HACIA DELANTE

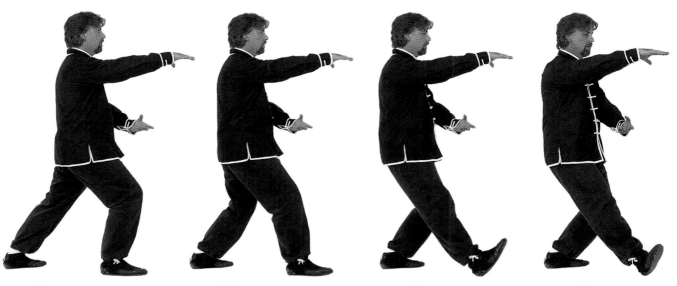

1  2  3  4

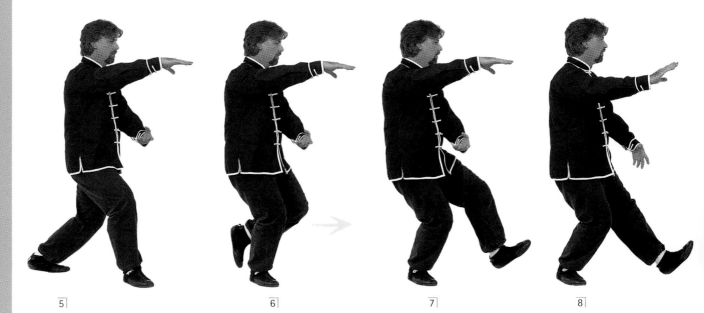

5  6  7  8

# BOLA DE TAI CHI

ESTE *ejercicio es una introducción para aprender a coordinar y mover todo el cuerpo de forma relajada y fluida, añadiendo el movimiento de brazos a los pasos básicos.*

Adopte una postura hacia delante con el pie derecho y forme la "bola de Tai Chi" con la mano derecha arriba (1). Échese hacia atrás, gire el pie derecho hacia fuera y coloque el talón izquierdo delante (2-8). No mueva la bola durante el movimiento. Desplace el peso para adoptar la postura hacia delante con el pie izquierdo mientras cambia la bola hasta colocar la mano izquierda arriba (9-11).

Sólo debe mover la bola cuando cambie el peso hacia delante. Asegúrese de que empieza a rodar la bola cuando empiece a desplazar el peso y acaba en el momento en que adopta la postura. Las manos no deben detenerse ni antes ni después de la postu-

ra final. Todas las partes del cuerpo cejarán de moverse al mismo tiempo. Repita el proceso en el otro lado.

También puede añadir la bola al giro y al paso *(ver páginas 58-59)*. Sostenga la bola cuando se eche hacia atrás, durante el giro y al mover el pie hacia el tobillo. Coloque el pie hacia fuera apoyándose en el talón y cambie al adoptar la postura hacia delante. Debe ser un movimiento sencillo y preciso.

Mantenga la misma respiración que durante el proceso de pasos básicos. Los movimientos de brazos no deben afectar a la respiración.

Practique este ejercicio hasta sentirse cómodo antes de pasar a la siguiente fase, ya que es importante desarrollar la coordinación de todo el cuerpo.

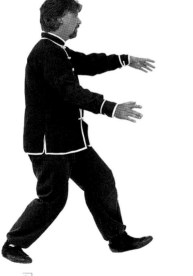

9

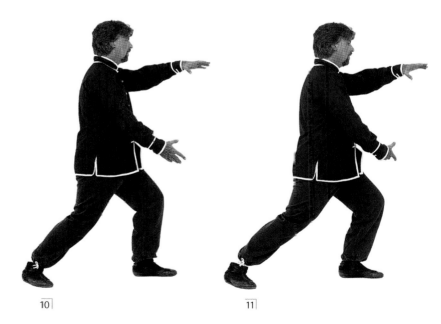

10

11

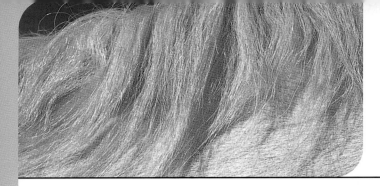

# PASOS - HACIA DELANTE

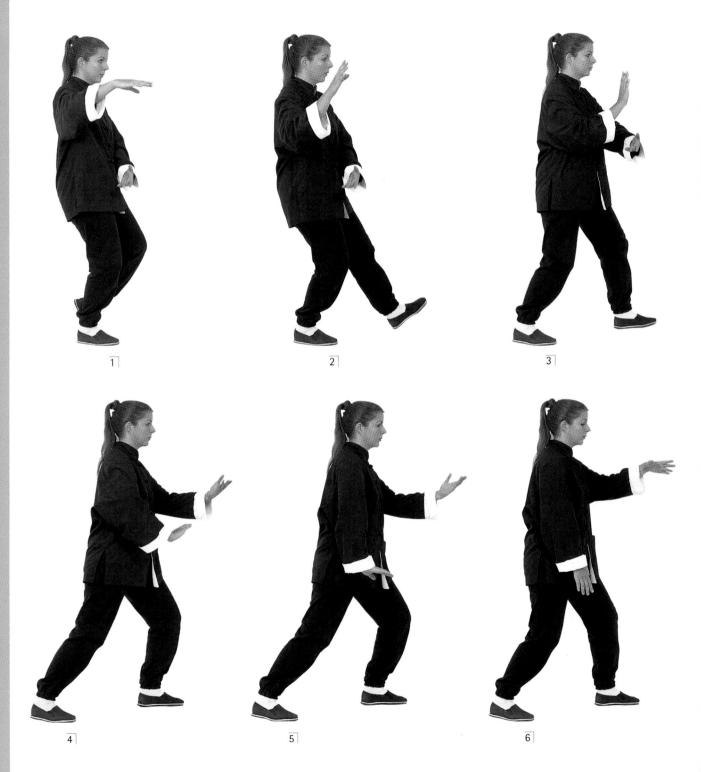

# SEPARACIÓN DE LA CRIN DE UN CABALLO SALVAJE

ESTE *ejercicio sigue poniendo en práctica el movimiento de todo el cuerpo a la vez, con los brazos como factor añadido.*

Empiece desde una postura recta, apoyando el peso sobre la pierna derecha y colocando los dedos del pie izquierdo junto al tobillo derecho. Forme la "bola de Tai Chi" con la mano arriba (1). Dé un paso hacia delante con el talón izquierdo. Mientras pasa el peso hacia delante, en lugar de cambiar la "bola de Tai Chi", mueva las manos hacia fuera para realizar la "separación de la crin de un caballo salvaje" (2-5). Mantenga esta postura y ase-

gúrese de que el cuerpo está recto, ya que tiene tendencia a inclinarse hacia delante.

Desde la "separación de la crin de un caballo salvaje" vuelva a formar la "bola de Tai Chi", esta vez con la mano izquierda arriba (6), mientras se echa hacia atrás (7) y da un paso (8-9) para repetir el ejercicio en el otro lado. Vuelva a asegurarse de que todo el movimiento se produce durante el cambio de peso hacia delante y cesa al adoptar la postura hacia delante. La secuencia de respiración es la misma que para los pasos básicos *(ver página 57).*

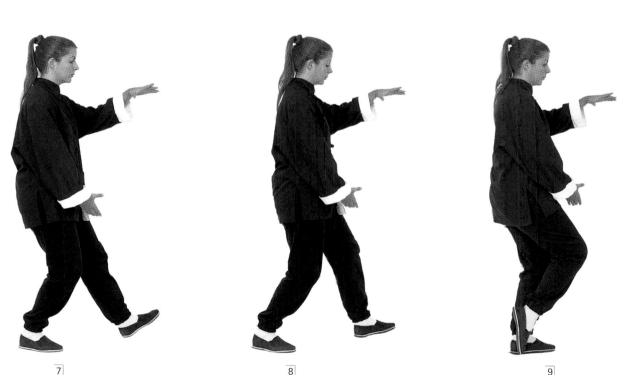

7

8

9

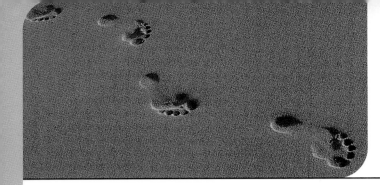

# PASOS - HACIA ATRÁS

ESTE *ejercicio introduce el paso hacia atrás en línea recta y el cambio de peso adecuado en esta dirección.*

Manténgase de pie con una separación de 7 cm entre pie y pie, realice un giro de 45° con el pie izquierdo y doble las piernas. Apoye el peso del cuerpo sobre la pierna izquierda y deslice el pie derecho hacia delante hasta que la pierna esté totalmente extendida (1). Mantenga el pie plano en el suelo, con todo el peso sobre la pierna izquierda. No se incline hacia atrás, sino mantenga una postura erguida. Éste es el punto de partida, llamado también "postura de espaldas".

Con el peso sobre la pierna izquierda, gire suavemente la pierna derecha hacia atrás (2). Primero apoye los dedos en el suelo (3), luego la parte superior de la planta del pie (4) y finalmente el talón para trasladar el peso hacia atrás sobre el pie derecho (5), que debe apuntar hacia fuera en un ángulo de 45°. Asegúrese de que los pies no están en línea, ya que sólo deben estarlo los talones. Coloque el pie izquierdo hacia delante, pero todavía apuntando hacia fuera (6).

Cuando haya pasado todo el peso a la pierna derecha gire el pie izquierdo hacia delante apoyándose en la parte superior de la planta del pie. Este movimiento asegura el equilibrio de los pies. Si realiza el giro con el talón, los pies quedarán demasiado alineados y puede perder el equilibrio. Compruebe la postura moviendo el pie izquierdo hacia atrás. Si los talones se tocan,

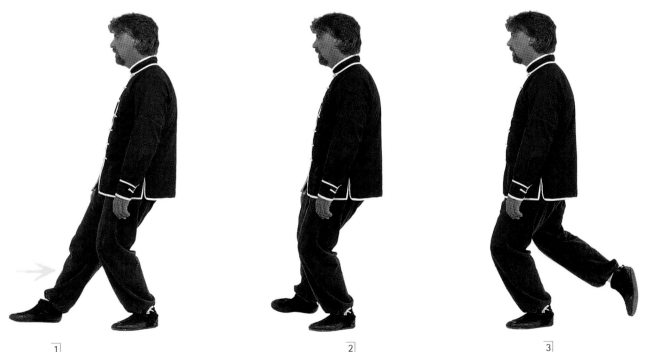

1

2

3

# MOVIMIENTO BÁSICO

la postura es demasiado insegura. Si hay una separación de 5 a 7 cm entre los talones, la postura será idónea.

Traslade el peso hacia atrás a partir de las caderas (asegúrese de que no se inclina al moverse). No debe apoyarse en absoluto sobre la pierna de delante después de cambiar el peso, aunque tendrá la sensación de peso debido a la colocación del pie en el suelo. El torso, desde las caderas hasta los hombros, debe mirar hacia delante durante el desplazamiento de peso.

Si ha estado realizando los pasos hacia delante, adoptar la postura de espaldas consiste en un simple cambio de peso sobre la pierna de atrás. Sin embargo, para volver a pasar de atrás adelante tiene que mover el pie delantero hacia el talón del otro pie y luego dar un paso hacia delante en dirección al talón. Es el mismo proceso que para girar 180°.

Para dar un paso hacia atrás con la "bola de Tai Chi" adopte una postura de espaldas con el pie izquierdo delante y forme la bola con la mano izquierda arriba. Sostenga la bola durante el primer paso y el balanceo y cámbiela cuando desplace el peso y coloque el pie de delante adecuadamente.

Para finalizar, inspire durante el primer balanceo y el paso y espire durante el cambio de peso y la colocación del pie.

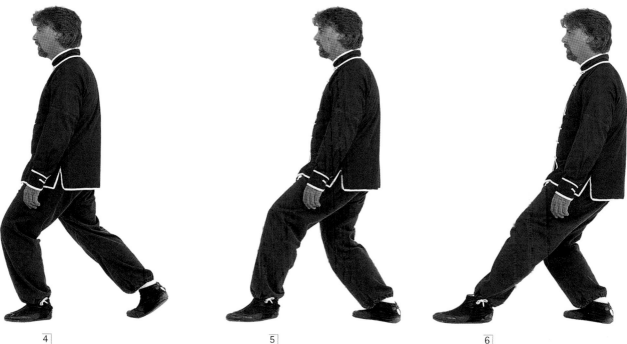

4 |       5 |       6 |

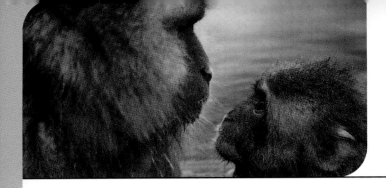

# PASOS - HACIA ATRÁS

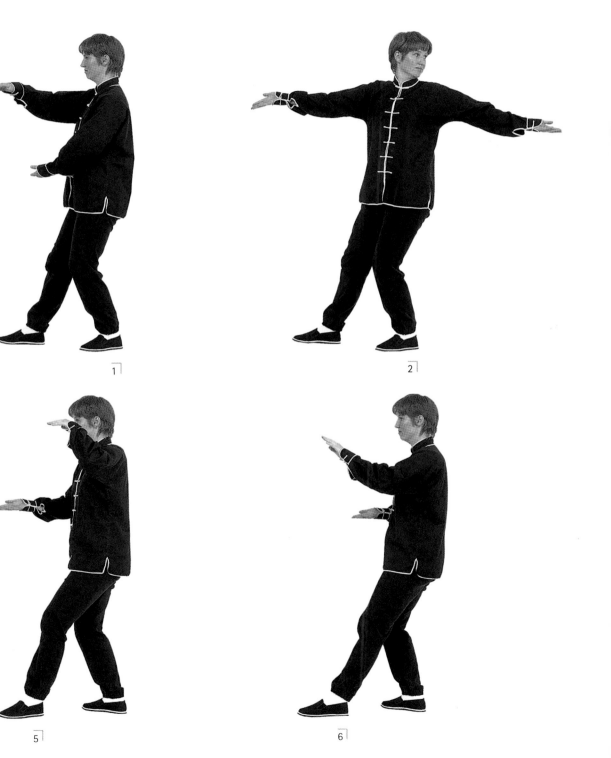

# RECHAZO DEL MONO

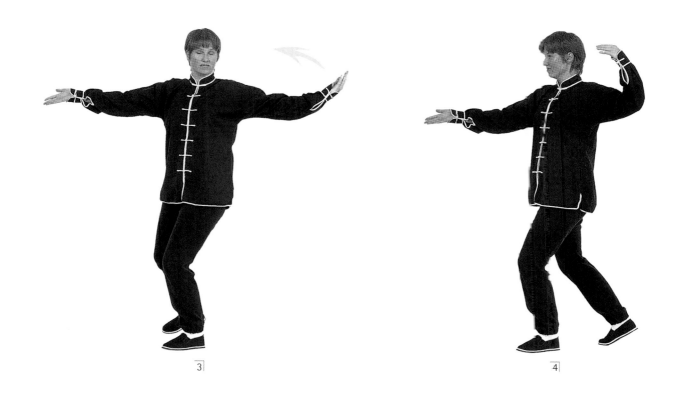

3

4

ESTE *ejercicio incorpora los movimientos de brazo y los pasos hacia atrás y fomenta el desarrollo de una coordinación total del cuerpo.*

Adopte una postura de espaldas, con el pie derecho hacia delante, y forme la "bola de Tai Chi" con la mano derecha arriba (1). La primera mitad del "rechazo del mono" se hace desde la postura de espaldas. Gire el tronco 90° hacia la izquierda mientras estira los brazos hacia atrás y hacia delante y mira la mano izquierda (2). Doble la muñeca izquierda, mire hacia delante (3) y acabe el movimiento de "rechazo del mono" durante la secuencia de pasos hacia atrás (4), al tiempo que traslada el peso y co-

loca el pie de delante adecuadamente (E-6). Este movimiento se diferencia de los otros en que primero se mueven los brazos, sin embargo todo el cuerpo debe detenerse al mismo tiempo.

Después de haber hecho el primer "rechazo del mono" con el paso hacia atrás, tiene que volver a formar la "bola de Tai Chi". Puede pasar al siguiente "rechazo del mono" desde donde tenga las manos.

La respiración cambia un poco con este ejercicio. La inspiración se realiza mientras los brazos se extienden y la espiración durante el paso hacia atrás, el cambio de peso y la adecuada colocación del pie.

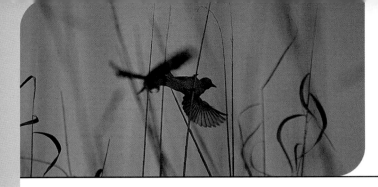

# PRÁCTICA DE MOVIMIENTOS

ESTA corta práctica (ver pág. 68-73) es una "serie" o "secuencia corta de movimientos". Una serie se practica normalmente en una secuencia continua, alternando la derecha y la izquierda. Puede ser estática, realizada sobre un punto concreto y con apenas movimiento del pie, o requerir unos pasos en una dirección, repetidos más tarde en la dirección contraria. La "sujeción de la cola de un pájaro" es una serie estática que alterna la derecha y la izquierda y nos da la sensación de fluctuación de movimiento y respiración.

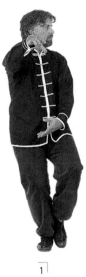
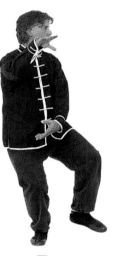
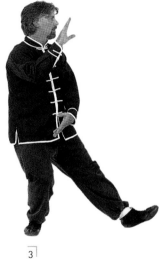
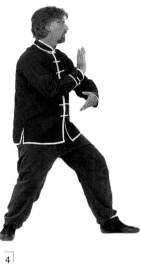

1     2     3     4

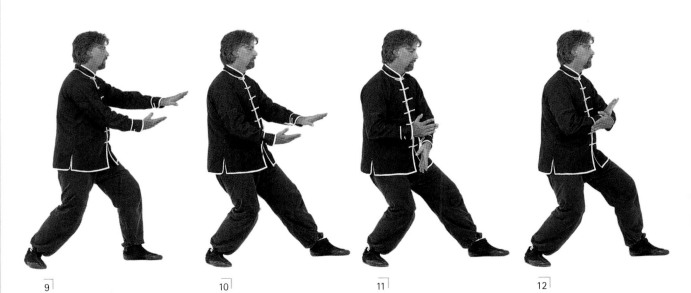

9     10     11     12

# SUJECIÓN DE LA COLA DE UN PÁJARO

Apoye el peso sobre la pierna derecha y forme la "bola de Tai Chi" con la mano derecha arriba (1). Adopte una postura hacia delante con el pie izquierdo mientras levanta el antebrazo izquierdo con la muñeca adelantada y la palma de la mano hacia dentro (2-4).

Baje la mano derecha y deténgala debajo de la muñeca izquierda, con los dedos hacia arriba, la palma hacia delante y las yemas de los dedos 5 cm por debajo de la muñeca izquierda (5-6). Estire las manos hacia delante, pero sin inclinarse en esta dirección (7-8).

(CONTINÚA)

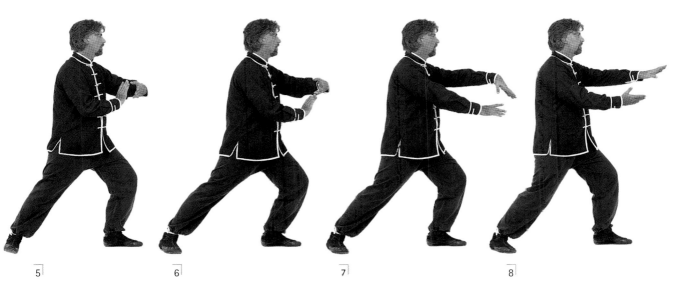

5   6   7   8

13   14   15   16

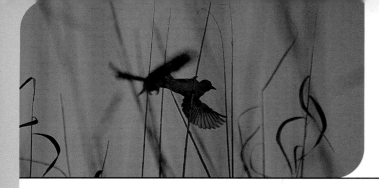

# PRÁCTICA DE MOVIMIENTOS
(Continuación)

Mueva las manos hacia atrás y abajo como si las hundiera mientras desplaza el peso hacia atrás (9-10), pero sin inclinarse. Gire la palma de la mano izquierda hacia dentro y coloque la derecha en la parte interior de la muñeca izquierda a medida que adopta una postura hacia delante con el pie izquierdo (11-13). Gire la palma de la mano izquierda hacia abajo deslizando la derecha por el dorso de la muñeca izquierda (14). Estire lentamente los brazos hacia delante, separe las manos y empiece a balancearse hacia atrás.

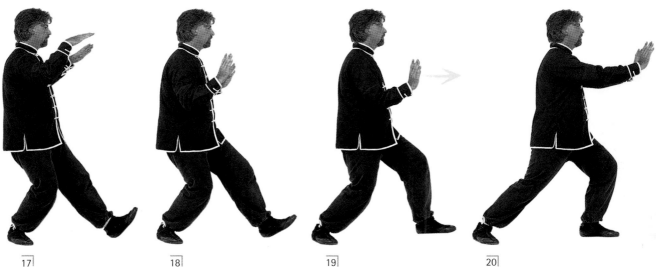

17     18     19     20

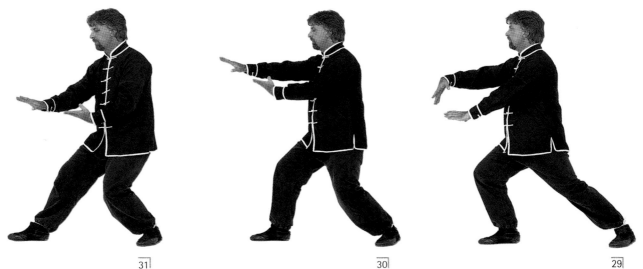

31     30     29

# SUJECIÓN DE LA COLA
# DE UN PÁJARO

Separe las manos y muévalas hacia atrás en dirección al cuerpo como si las deslizara por la superficie de una bola grande (15-17). A medida que las manos se acercan al cuerpo gírelas como si fuera a empujar la bola hacia delante (18).

Empiece a empujarla hasta adoptar una postura hacia delante con el pie izquierdo, pero no se incline en esta dirección (el peso se desplaza hacia delante desde las caderas [19-20], pero el torso no se inclina). Deje la mano izquierda donde está y trace un

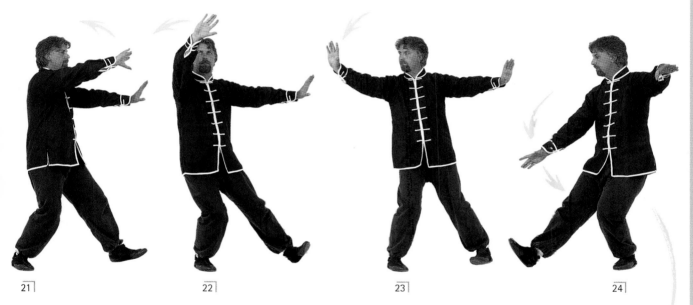

21          22          23          24

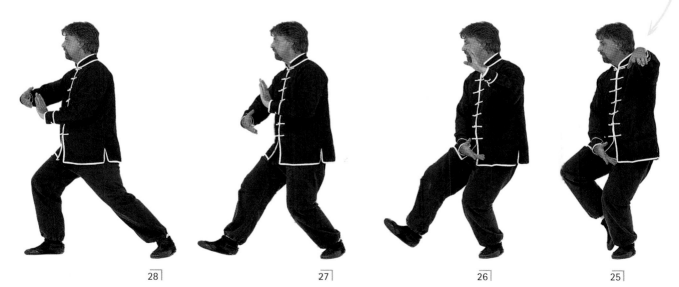

28          27          26          25

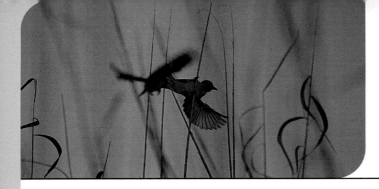

# PRÁCTICA DE MOVIMIENTOS
(Continuación)

círculo con la palma de la mano derecha hacia arriba mientras se mueve hacia atrás y gira el pie izquierdo hacia dentro 180°. Siga la trayectoria de la mano con los ojos, que debe moverse en arco sin taparle la visión (21-23). Cuando la mano derecha esté por

debajo del hombro vuelva a mirar hacia delante. Todo el peso debe recaer sobre la pierna izquierda mientras el pie derecho se apoya en el talón (24). Mueva el pie derecho hacia dentro y forme la "bola de Tai Chi" con la mano derecha abajo y la izquierda

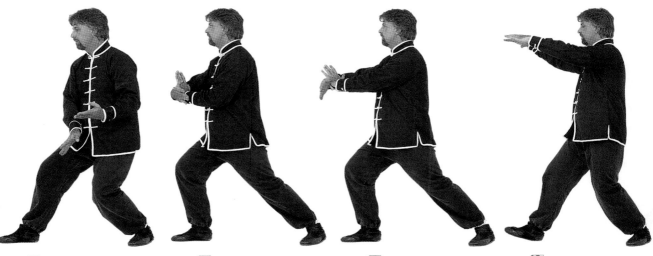

32      33      34      35

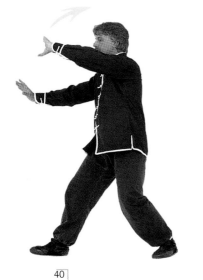

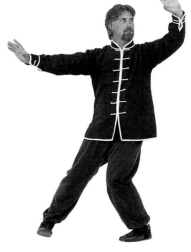

40      41      42

# SUJECIÓN DE LA COLA
# DE UN PÁJARO

arriba (25). Repita el movimiento en el otro lado (26-45) hasta que vuelva a la posición inicial (45 o 1).

Cuando esté seguro de los movimientos incluya la respiración. Inspire en la figura 1 y espire de la figura 2 a la 6; inspire de la 7 a la 10, espire de la 11 a la 13; inspire de la 14 a la 17, espire de la 18 a la 20, inspire de la 21 a la 25, espire de la 26 a la 28; inspire de la 29 a la 31, espire de la 32 a la 33; inspire de la 34 a la 37, espire de la 38 a la 39 y vuelva a inspirar de la 40 a la 45.

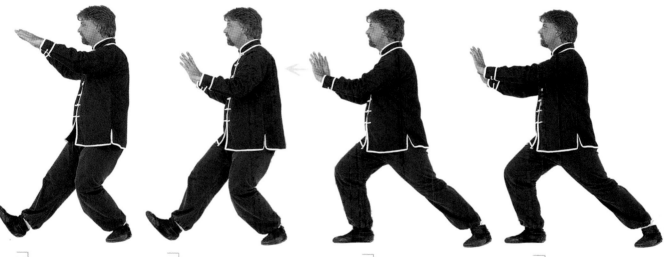

36  37  38  39

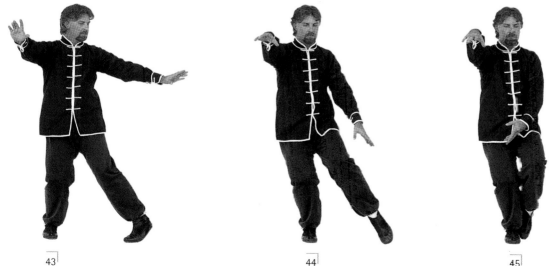

43  44  45

*El oponente no me conoce: sólo yo le
conozco. Convertirse en un boxeador
sin igual depende de esto. Hay muchas
artes de boxeo y, aunque cada una
utiliza una forma, todas se basan en
la idea de que el fuerte oprime al débil
y el lento se resigna ante el rápido.
El fuerte que derrota al débil y
las manos lentas que ceden ante las
rápidas son el resultado de la capacidad
instintiva física y no de técnicas
bien ensayadas.
La frase "una fuerza de cuatro onzas
(113 gr aprox.) desplaza mil libras
(454 kg)" nos enseña que la técnica no
se consigue con fuerza.
¿Cómo se explica que un anciano sea
capaz de derrotar a un grupo de jóvenes
gracias a su rapidez?*

*Wang Tsung-Yueh*

# El Tai Chi como Arte Marcial

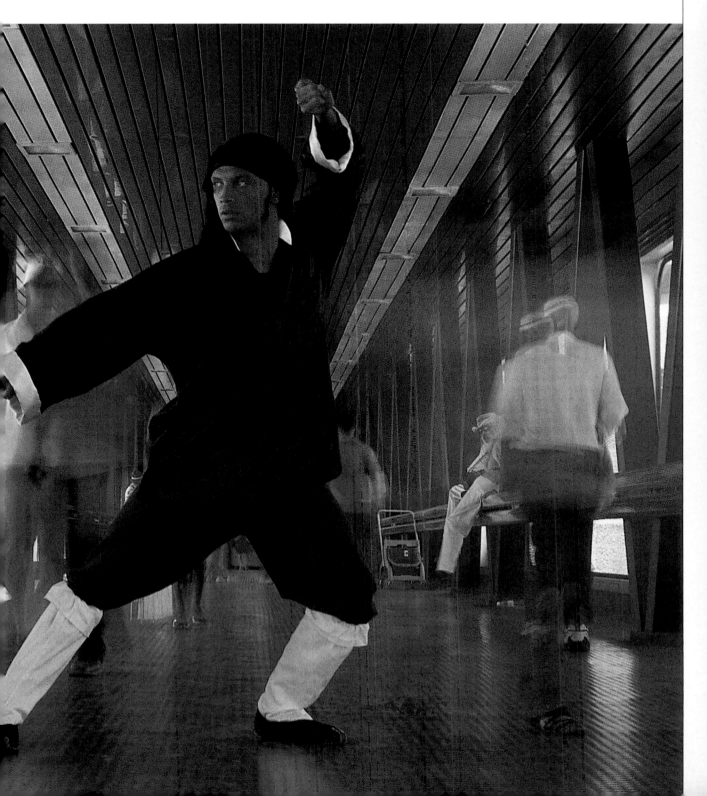

# ACTUACIÓN POR INSTINTO

ES inevitable que la primera vez que vemos u oímos hablar de Tai Chi Chuan nos preguntemos: "¿Cómo es posible que una disciplina que se realiza tan lentamente se utilice como arte marcial?"

La lentitud del Tai Chi Chuan permite al individuo desarrollar y perfeccionar las técnicas de movimiento. Mediante la práctica regular aprendemos a encadenar los movimientos del cuerpo, con tan sólo pequeños cambios de equilibrio y control.

El equilibrio y el control nos proporcionan un mayor conocimiento de los mecanismos de nuestro propio cuerpo. Una vez lo sabemos, empezamos a entender las formas a través de las cuales podemos manejar y perturbar el cuerpo de otra persona. Esto nos permite manipular y controlar a un oponente a un nivel físico.

Si practicamos las formas de manera relajada, aprendemos a relajarnos. La relajación física conduce a un estado mental de calma, lo que permite que los movimientos penetren en el subconsciente.

Cuando algo es subconsciente se vuelve instintivo. Las acciones instintivas no responden a ningún pensamiento, por tanto no son vulnerables a emociones como el temor o la incertidumbre. El movimiento por instinto es controlado y rápido. Ningún pensamiento inconsciente

llega a los músculos antes de moverlos, así que la velocidad de reacción ante una situación aumenta.

Al realizar los movimientos de las formas de Tai Chi entendemos mejor nuestro propio espacio corporal y la extensión de nuestras extremidades, además del espa-

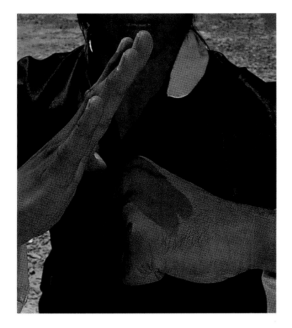

cio que nos rodea. Esto, a su vez, nos permite aumentar la sensación de peligro inminente (casi como un sistema de alarma para el cuerpo). Si se agudiza la conciencia, se reduce el valor de impacto de una situación.

El impacto tiene un poderoso efecto sedante en la mente. Nos desorienta y paraliza las funciones conscientes de los músculos. Cuando esto ocurre lo único que nos permite reaccionar es el instinto.

Las personas reaccionamos a las situaciones de emergencia según el grado de conocimiento de las circunstancias. A mayor conocimiento más efectiva será la reacción. El Tai Chi desarrolla la forma de entender nuestras capacidades y, por tanto, cómo reaccionamos.

Para estimular la capacidad de actuar por instinto y adquirir el conocimiento necesario para practicar Tai Chi Chuan como arte marcial se requiere disciplina.

Practique cada día si es posible o, si lo desea, dos veces al día. Durante el entrenamiento tiene que concentrarse en lo que quiere conseguir y procurar no distraerse.

El Tai Chi Chuan no es una forma rápida de conseguir habilidad para la lucha ni un curso corto de autodefensa. Por el contrario, aprender a utilizar los aspectos de las artes marciales del Tai Chi es comprometerse de por vida a algo de inmenso valor. Como en todas las formas de artes marciales, se necesitan muchos años de dedicación y práctica para dominarlo del todo.

*Arriba:* **Los movimientos relajados del Tai Chi estimulan el pensamiento instintivo. En caso de crisis, si actuamos sin pensar las reacciones son más rápidas y efectivas.**

## Trabajo en pareja

Casi todo lo que sabemos de los aspectos de las artes marciales del Tai Chi Chuan viene del trabajo en pareja. Trabajar con una pareja nos permite "poner las manos en la masa". Nos hace perder el miedo al contacto físico, nos permite desarrollar una mayor sensación de equilibrio y nos proporciona una idea más clara de lo que puede ocurrir si estamos descentrados.

Muchas personas temen el contacto físico. Son inseguras y se bloquean en situaciones en que el contacto físico es inevitable. Si quiere aprender a protegerse o defenderse por sí solo, es importante reducir este temor, y una forma de hacerlo es mediante el trabajo en pareja.

A niveles avanzados es frecuente cambiar de contrincante para el entrenamiento, lo que le permite probar técnicas y movimientos diversos. A veces los puñetazos y las patadas entran en contacto con el cuerpo. Es importante acostumbrarse a ser golpeado, ya que ayuda a reducir el impacto de un ataque genuino.

La mayoría de las personas no están expuestas a la violencia en su vida diaria. La seguridad crea una sensación de satisfacción y comodidad, pero si ocurre algo y de pronto nos vemos implicados en una situación de violencia física nos paraliza-

*Derecha:* **Dos jóvenes monjes practican el trabajo en pareja en el templo Shaolin. Si se acostumbra a ser golpeado y a contraatacar, estará preparado para las situaciones conflictivas.**

mos. La mente se niega a aceptar lo que ocurre y el pánico se apodera de nosotros. Si entrenamos con una pareja, podemos romper esta reacción.

A diferencia de algunas artes marciales, que son sobre todo lineales, el Tai Chi se basa en movimientos circulares y espirales, por lo que los ataques no se realizan frontalmente y la defensa no se basa sólo en la capacidad atlética del exponente.

Por el contrario, la defensa depende de la naturaleza relajada del individuo. Cuando estamos relajados podemos ver las situaciones con claridad. Una mente relajada y en calma no se deja influir por las

emociones negativas, así que piensa con mayor claridad. Cuando el cuerpo está relajado se pueden seguir fácilmente los movimientos del oponente, lo que permite contraatacarlo sin dificultad.

Al hablar del Tai Chi Chuan como arte marcial no se limite a observar el impacto físico de los movimientos. Tenga en cuenta la filosofía y los valores subyacentes, además de los principios que gobiernan los movimientos y mecanismos del cuerpo.

El Tai Chi Chuan como arte marcial no se basa en un solo aspecto –físico, mental o espiritual–, sino que es una combinación de todos el os.

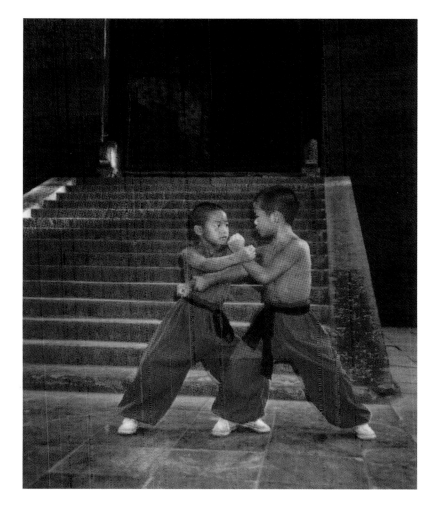

# FUNCIONAMIENTO DEL CUERPO

TODAS las artes marciales se basan en el movimiento corporal limitado. La cualidad intrínseca que define las artes marciales en comparación con los otros deportes es la utilización óptima de movimiento.

El movimiento corporal no es ilimitado, pero depende de la flexibilidad de los músculos y las articulaciones de cada uno. La mayoría de las artes marciales utiliza más un aspecto que otros. Algunas disciplinas usan los brazos y otras dependen más de las técnicas de piernas. Sin embargo, todo movimiento se realiza en función de los límites del cuerpo.

Como con las otras artes marciales, los movimientos y las técnicas del Tai Chi Chuan se basan en la comprensión de los principios del funcionamiento del cuerpo.

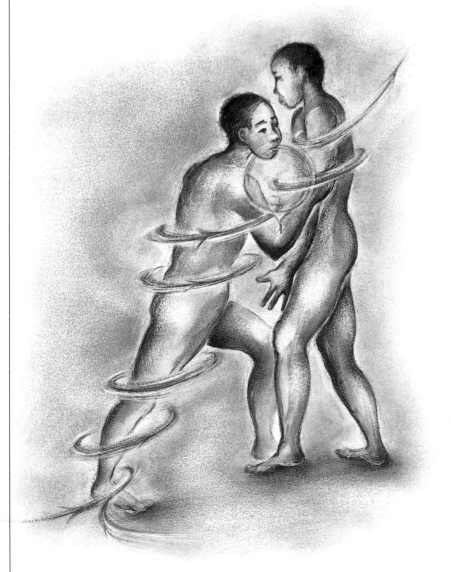

Las piernas son las armas de "largo alcance" del cuerpo. Son poderosas y flexibles, con músculos fuertes, y si se usan correctamente, pueden incapacitar o causar graves daños a un oponente. La falta de flexibilidad no reduce su efectividad, tan sólo el campo de movimiento.

El punto débil de las piernas es que sólo se pueden utilizar de una en una. En caso de tenerlas atrapadas, abra la zona de la ingle para atacar. Una pierna dañada afecta a la movilidad del individuo.

La pierna tiene dos articulaciones. El tobillo es flexible, por lo que tiene suficiente campo de movimiento, pero para que una patada sea efectiva el tobillo está "cerrado" en una posición particular. Por tanto, el frágil hueso del tobillo es un buen objetivo.

La rodilla se dobla en una dirección, así que si se ejerce fuerza sobre ella desde un lado o desde delante se debilitará.

Los músculos del muslo proporcionan altura y energía. Un dolor muscular puede reducir el campo de movimiento y limitar la capacidad de la pierna para sostener el cuerpo.

*Izquierda:* **Las piernas son las armas de largo alcance del cuerpo; los brazos, las de medio alcance, y los codos y las rodillas, las de corto alcance. Si obliga a su oponente a moverse en círculos desviará su ataque.**

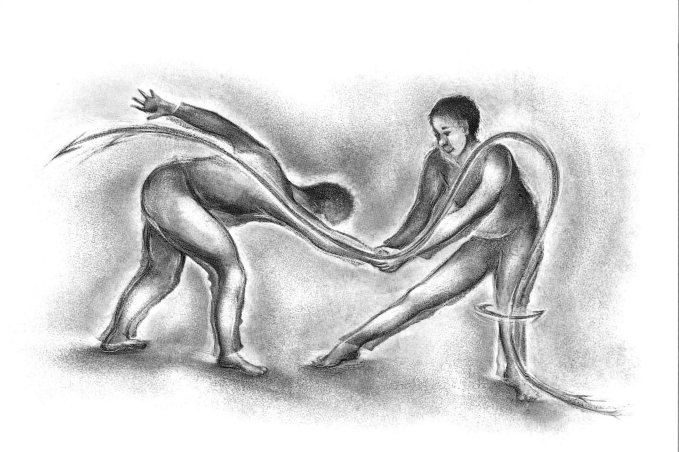

Los brazos son las armas de "medio alcance" del cuerpo. Son flexibles, tienen un campo extenso de movimiento y pueden conseguir mucha velocidad y energía en poca distancia. Los brazos se pueden utilizar individual o simultáneamente. Su efectividad reside en la alineación del torso. Si el torso está demasiado girado en cualquier dirección, la efectividad de los brazos se reduce con creces.

Aunque la muñeca es flexible, puede sufrir daños si se queda atrapada o si recibe demasiada presión hacia atrás o hacia un lado. El codo sólo puede flexionarse en una dirección y, si se ejerce presión desde la dirección contraria, se puede dañar o romper.

El hombro da libertad de movimiento al brazo, pero se vuelve vulnerable si recibe presión desde atrás.

Las armas de "corto alcance" son los codos y las rodillas, formadas de hueso casi en su totalidad y sin músculo protector. Son capaces de infligir graves daños y son difíciles de bloquear o contraatacar de cerca.

El Tai Chi Chuan emplea el concepto del círculo para establecer una defensa o ataque. Esto supone moverse constantemente alrededor de un oponente mientras se evita el ataque en dirección lineal. Si obliga a su oponente a seguir moviéndose en círculos, restringe sus movimientos.

Los ataques se infligen de modo que obligue a su oponente a girarse todavía más, por lo que puede dañarle un lado de la espalda.

El Tai Chi Chuan es muy poco competitivo, así que no hay muchas reglas que limiten la técnica o dirijan los golpes. El trabajo en pareja en clase le permite experimentar con las diversas técnicas de forma segura y controlada. La práctica regular nos permite entender mejor el funcionamiento de nuestro propio cuerpo, mientras que el trabajo en pareja nos ayuda a entender el funcionamiento en una situación de ataque o defensa.

*Arriba:* **Cuando el oponente es fuerte, yo soy blando. Esto se denomina** *tsou* **o "flexibilidad". Cuando sigo al oponente y lo respaldo, se denomina** *mien* **o "adherencia". Si el movimiento del oponente es rápido, se responde rápidamente. Si el movimiento es lento, se le sigue lentamente. Aunque los cambios son numerosos el principio que los domina sólo es uno.**

**Wang Tsung-Yueh**

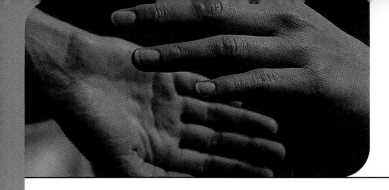

# TRABAJO EN PAREJA

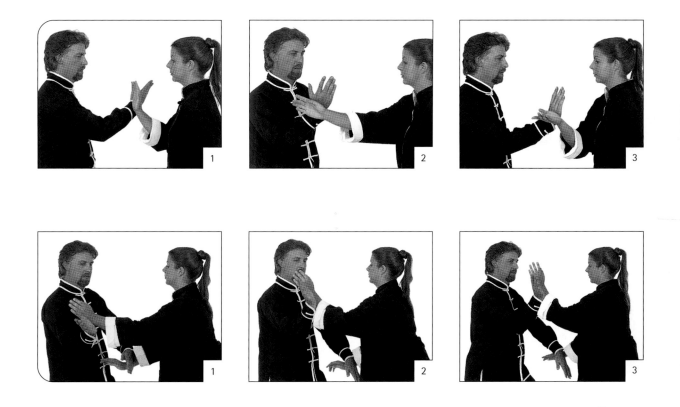

EL "EMPUJE DE MANOS" es una práctica de movimientos para dos personas. Introduce la práctica de permanecer en contacto con un oponente, fomenta la interacción, desarrolla un sentido de equilibrio y nos enseña a manipular la energía del oponente. A niveles avanzados desarrolla el principio de manipular esta energía con el propósito de defensa.

Los ejercicios del "empuje de manos" son movimientos individuales de brazos (1-4 arriba) que se convierten en movimientos de ambos brazos (1-6 abajo). A continuación se añaden a las prácticas de pasos y, una vez dominadas, se introduce el movimiento libre.

Al principio el paso es continuo y rítmico. Cuando se haya familiarizado con los movimientos de ambos brazos y las prácticas de pasos, los hará más deprisa. El movimiento libre consiste en aumentar el ritmo hasta el punto de simular la velocidad real de combate mientras se mantiene el máximo contacto con el oponente.

Este concepto de permanecer en contacto con un oponente se conoce como *Chi Sao* o "manos pegajosas". Las técnicas *Chi Sao* forman parte de muchos otros estilos de las artes marciales chinas, el más conocido de los cuales es el *Wing Chun*.

# EMPUJE DE MANOS

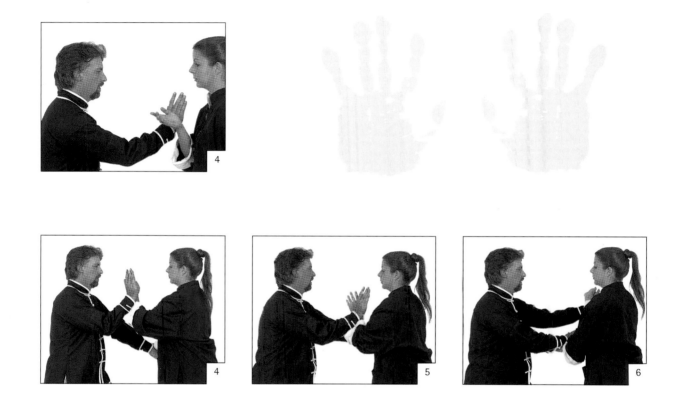

El "empuje de manos" es una variación del concepto de *Chi Sao*. La intención básica del *Chi Sao* es desarrollar la sensibilidad de los brazos a través del movimiento y el contacto constante con un oponente, lo que nos permite acostumbrarnos a los movimientos de otra persona.

Si aprendemos a "sentir" los movimientos de un oponente, podremos adivinar su intención y asegurar la dirección de su próximo movimiento. Esto nos permite el contraataque y nos ayuda a manipular a nuestro oponente en una posición de debilidad y vulnerabilidad.

Alguna vez habrá oído decir a los profesionales muy expertos de Tai Chi Chuan que son capaces de adivinar la intención de un oponente con el más leve contacto de mano.

Hay una leyenda sobre dos maestros que se desafiaron a una lucha. Adoptaron la posición de lucha y se tocaron con las manos delanteras. Y allí permanecieron, totalmente quietos y con un leve contacto de manos. Pasado un tiempo, se separaron y se dieron la mano. Cuando se les preguntó por qué no se movieron ni lucharon respondieron: "Ninguno de los dos podía encontrar una apertura."

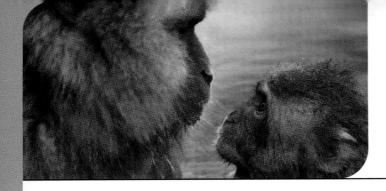

# AUTODEFENSA

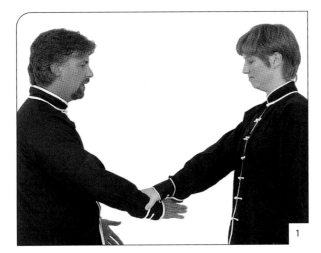

1

Defensor                                  Atacante

TRABAJAR en pareja significa realizar movimientos que ya sabe y aplicarlos de una manera específica. Estas páginas muestran dos movimientos muy simples que requieren la aplicación del "rechazo del mono" *(ver páginas 50-51)*. En ambos el oponente coge la mano del otro (1).

Aunque el "rechazo del mono" se utiliza normalmente con un movimiento de pasos hacia atrás, es importante saber las posibilidades de autodefensa en caso de que le cojan o estiren de la muñeca.

El primer movimiento (mostrado en esta página) demuestra cómo se coge la mano delantera del defensor. A continuación

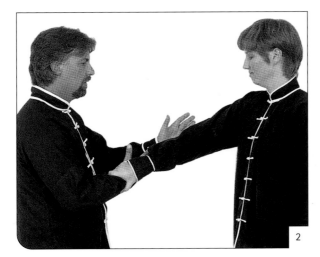

2

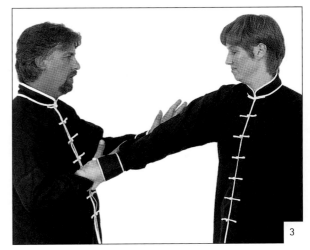

3

# RECHAZO DEL MONO

éste la retira y la gira hacia arriba (2). De este modo se retuerce el brazo del oponente y el defensor puede dirigir su ataque al codo del oponente (3).

El segundo movimiento de autodefensa basado en el "rechazo del mono" (mostrado abajo) también empieza con la mano agarrada (1).

Esta vez, sin embargo, en lugar de arremeter contra el codo del atacante, el defensor dirige la mano plana directamente hacia la cara del oponente (2).

Este movimiento todavía tiene más efecto si, después de que el oponente le coja la mano, él o ella le estira hacia delante.

En una clase de Tai Chi el objeto del ejercicio es familiarizarse con la sensación de ser agarrado hasta que la respuesta a un ataque al objetivo de cada uno se convierta en una acción natural. A menudo los estudiantes rotan entre sí para aprender a trabajar con oponentes de distinta fuerza y altura.

Como técnicas defensivas, el primer ejercicio puede causar graves daños en la zona del codo, mientras que el segundo podría romper la nariz del oponente, además de provocar un traumatismo cervical. Cuando trabaje con una pareja que está entrenando, tome las máximas precauciones para evitar daños a usted o a su pareja.

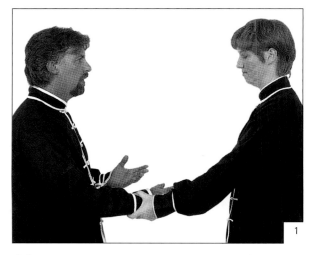

Defensor                    Atacante

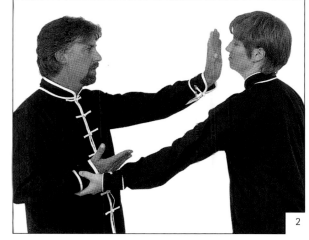

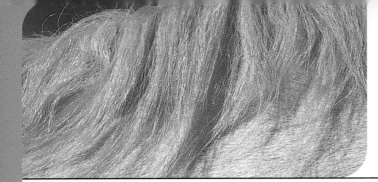

# ATAQUE

ESTAS *ilustraciones muestran dos variaciones de una aplicación de la "separación de la crin de un caballo salvaje" (páginas 46-47). Empiezan a partir de una postura inicial de preparación a la lucha, que es casi idéntica a la de espaldas.*

La primera variación (1-3 arriba) muestra lo que ocurre cuando un oponente le da un puñetazo. El dorso de una mano y el brazo bloquean el movimiento mientras que la otra se levanta y entra en contacto con la cara del atacante, ya sea en el pómulo, debajo del ojo o contra la sien. Mientras se hace esto, la postura del atacante cambia de atrás adelante para dar más impulso a la aplicación.

En la segunda variación (1-3 abajo) el defensor, en lugar de bloquear mientras el atacante da el puñetazo, levanta los brazos para entrar en contacto con el brazo del oponente desde abajo. Un pequeño paso a un lado coloca al defensor al lado del atacante y, con el brazo delantero hacia arriba y hacia fuera, el codo toca el pecho del oponente. El defensor estira el brazo mientras adopta una postura hacia delante y si gira el torso ligeramente el oponente perderá un poco el equilibrio.

## ADVERTENCIA

Ambas aplicaciones pueden dañar la cabeza o la columna. Se muestran simplemente como ejemplos de muchas posibilidades de ataque, pero se recomienda no ponerlas en práctica sin la instrucción y el entrenamiento adecuados.

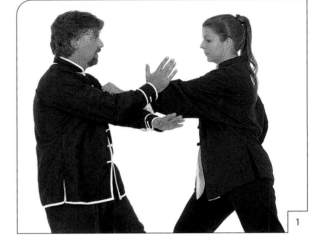

Defensor      1      Atacante

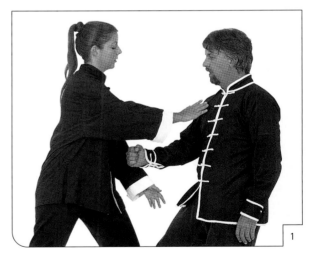

Defensor      1      Atacante

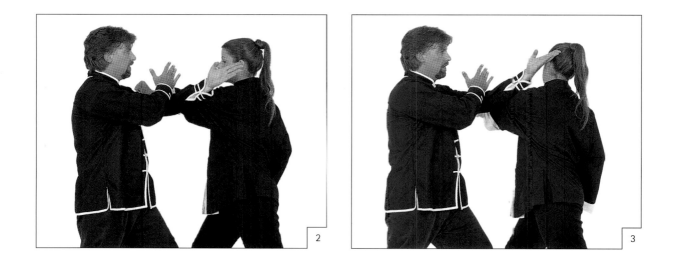

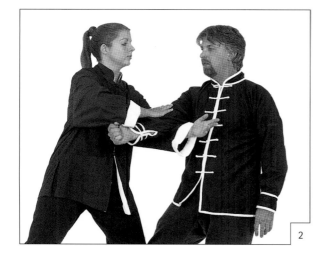

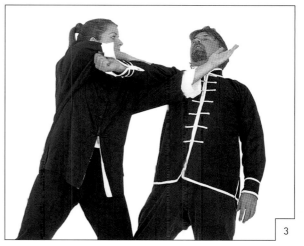

EL TAI CHI CHUAN *no es sólo una serie de prácticas de ejercicios o un arte marcial. Es una combinación de ambos que se convierte en un proceso mediante el cual podrá vivir la vida al máximo, un proceso que le permitirá mantener un nivel de salud superior al normal y vitalidad hasta la vejez.*

*Cuando empezamos cualquier forma de ejercicio o deporte es importante determinar si se adapta a nosotros. Algunas de las preguntas que uno debe hacerse son "qué puede ofrecerme", "cuáles son los pros y contras de la participación", "cuáles son los resultados a largo plazo" y "qué ventajas tiene". El apartado siguiente intenta responder algunas de ellas con relación al Tai Chi Chuan.*

# BENEFICIOS DEL TAI CHI

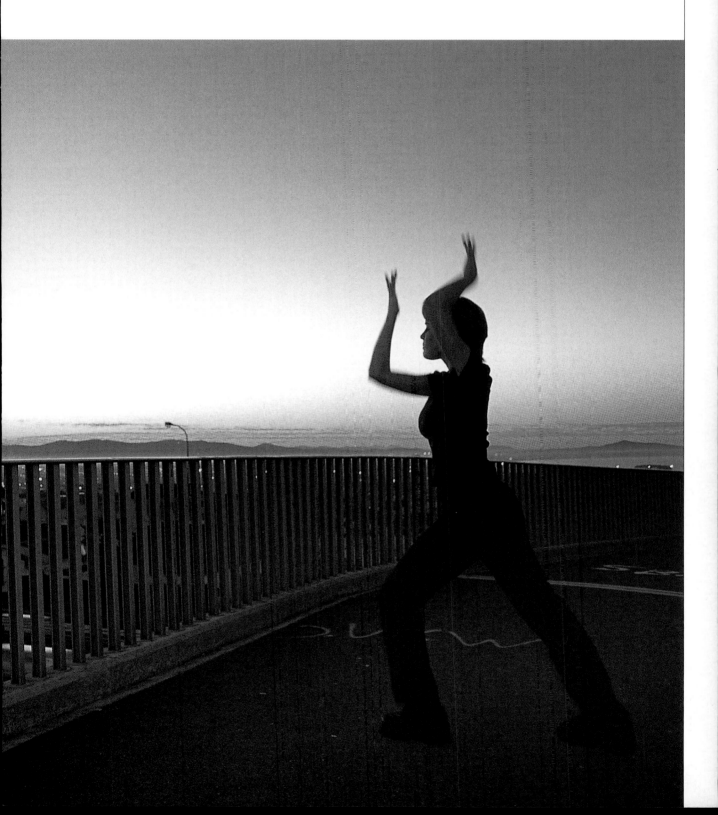

# POSTURA, ARTICULACIONES Y MÚSCULOS

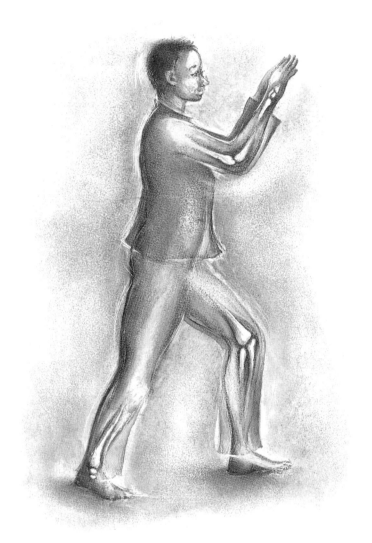

recta cuando estamos tanto quietos como en movimiento. Con la práctica regular dejamos de pensar en mantener la postura correcta y empezamos a adaptar nuestra postura a otra más familiar y cómoda.

Al mejorar la postura reducimos la posibilidad de desarrollar problemas de espalda y aliviamos la incomodidad de los problemas ya existentes.

La práctica regular de Tai Chi nos enseña a mejorar y mantener la postura y estimula la libertad de movimiento del cuerpo.

## ARTICULACIONES

Una de las primeras condiciones que afligen al cuerpo al envejecer es la rigidez de las articulaciones, las cuales van perdiendo su campo de movimiento y dificultan los movimientos.

En Tai Chi Chuan las articulaciones más importantes se utilizan de manera suave. El tobillo, la rodilla y la cadera se utilizan para mover las piernas. El torso se mueve de forma circular para que la columna vertebral tenga cierta capacidad de rotación. El brazo se utiliza en su totalidad, desde el hombro, pasando por el codo, hasta las muñecas.

*Arriba:* **A medida que progresa, las articulaciones y los músculos se le tonificarán y se volverán más flexibles y fuertes.**

## POSTURA

Muchas personas sufren dolores relacionados con la postura, los cuales se deben a la cantidad de tiempo que pasan sentadas en un escritorio o realizando trabajos físicos de forma inadecuada.

Una de las primeras cosas que se aprende en Tai Chi Chuan es cómo mantenerse en pie correctamente. Si se adopta la postura correcta, el peso corporal se distribuye uniformemente sobre ambas piernas. Cuando sepamos adoptarla podremos concentrarnos en mantener el cuerpo erguido, además de relajado. A continuación aprendemos a mantener esta postura mientras damos pasos hacia delante o hacia atrás.

Cuando se introducen los movimientos de brazos poco a poco aclimatamos el cuerpo y la mente a mantener una postura

En muchos deportes de contacto, como el rugby y el fútbol americano, las lesiones relacionadas con las articulaciones pueden impedir que un deportista participe en el juego y limitar su participación en otros deportes. Sin embargo, mientras que las lesiones o discapacidades físicas pueden excluir a las personas de muchos deportes no impiden la práctica del Tai Chi.

Con un pequeño esfuerzo se puede aprender a sacar el máximo partido de cualquier movimiento, fortalecer las articulaciones y alcanzar la posibilidad de mayor movimiento.

A menudo la falta de conocimiento de alternativas impide la recuperación tras una lesión. Los movimientos de bajo impacto del Tai Chi disminuyen la tendencia a sufrir lesiones y ayudan a fortalecer las articulaciones. También se reduce la posibilidad de desarrollar condiciones relacionadas con las articulaciones, como artritis o reumatismo, y muchas veces los afectados encuentran alivio en el Tai Chi.

## LOS MÚSCULOS

Las articulaciones permiten el movimiento de las extremidades, pero son los músculos los que proporcionan control, fuerza y poder de movimiento.

La actividad deportiva depende de la manera en que condicionamos (entrenamos) los músculos. Ésta puede tomar varias formas, incluyendo el entrenamiento con pesas. La falta de acondicionamiento puede provocar lesiones en el tejido muscular que, si se agravan, podrían convertirse en un obstáculo permanente para realizar correctamente aquella actividad.

A menudo las lesiones musculares son el resultado de una postura incorrecta durante una actividad, el estiramiento excesivo de un músculo o la presión en un músculo antes de haberlo calentado. El Tai Chi Chuan ayuda a evitar las lesiones musculares provocadas por estas condiciones.

Las lesiones musculares relacionadas con la postura se eliminan como resultado de aplicar la postura correcta en todo momento. El estiramiento excesivo conduce a una postura desequilibrada y débil, por lo que no hay riesgo de forzar los músculos si se mantiene la postura correcta.

La naturaleza lenta y rítmica de los movimientos permite que los músculos se calienten de forma cómoda y segura. Incluso, si se prescinde de los ejercicios de calentamiento, la posibilidad de lesionarse un músculo es mínima. (Recuerde que sólo se reduce, no desaparece por completo. Pese a la ligereza del ejercicio, siempre se debe calentar antes de realizarlo.)

Cuando envejecemos el riesgo de lesiones musculares aumenta en proporción a la intensidad de la actividad. Sin embargo, si se practica con regularidad, los músculos se fortalecen y tonifican. Los movimientos abiertos del Tai Chi permiten que los músculos se estiren y mantengan la flexibilidad, mientras que el ritmo constante y relajado reduce el riesgo de lesiones. Esto nos permite practicarlo hasta edad avanzada sin miedo a lesionarnos.

El Tai Chi Chuan no se centra más en una zona muscular que en otra. Es cierto que las piernas trabajan más que el tronco, pero son ellas las que tienen que sostener el peso corporal adecuadamente.

La práctica regular de las artes marciales tonifica el cuerpo de forma natural. Cualquier exceso de peso disminuirá y, si es joven y todavía está en fase de desarrollo, su cuerpo adquirirá la forma deseada.

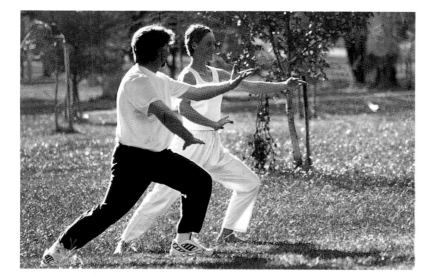

*Izquierda:* **Los atletas que han padecido alguna lesión muscular pueden recuperarse mediante los ejercicios de Tai Chi.**

# EL SISTEMA CARDIOVASCULAR

NUESTRO cuerpo alberga un extenso sistema de venas, arterias y capilares. Este sistema está conectado a un músculo muy pequeño: el corazón. El corazón, de apenas el tamaño de un puño, realiza el increíble trabajo de bombear la sangre por el cuerpo. Sin embargo, como ocurre con cualquier pieza de un equipo que funciona sin parar hora tras hora, día tras día, el corazón puede fallar. Entre las causas más comunes de enfermedad cardio-vascular se encuentran la presión sanguínea elevada, los altos niveles de colesterol, el estrés, el tabaco y las disfunciones circulatorias.

La presión sanguínea es la fuer-za que la sangre ejerce en las pare-des interiores de los vasos sanguí-neos. Se mide de la misma manera que la presión atmosférica, es de-cir, comprobando la altura que al-canza una columna de mercurio en un tubo graduado. La presión sanguínea sube y baja a cada latido. Es mayor cuan-do el corazón se contrae (unos 120 mm de mercurio) y menor cuando se relaja (unos 80 mm de mercurio). Esto se expre-sa en términos médicos como 120 sobre 80, o 120/80.

La presión sanguínea fluctúa durante todo el día, disminuyendo cuando dormi-mos o descansamos y aumentando en pe-ríodos de actividad o estrés (a veces hasta

niveles peligrosos, según las circunstan-cias). Una presión sanguínea baja no causa muchos problemas, a menos que conduz-camos un coche o trabajemos con maqui-naria pesada, ya que puede provocar ma-reo o desmayo.

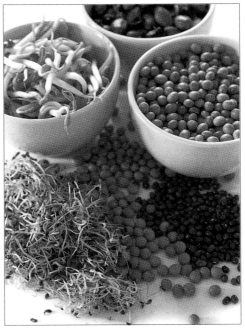

El tabaco provoca una enfermedad co-nocida como arteriosclerosis, que perte-nece a la categoría de la arteriosclerosis o endurecimiento de las arterias. Este pro-ceso ocurre de forma natural durante el envejecimiento, pero el tabaco lo acelera hasta niveles peligrosos. El endurecimien-to provoca la fragilidad de las arterias y cualquier presión indebida en el interior puede causar una ruptura en la arteria (algo parecido a una manguera expuesta

al sol, que se vuelve frágil y empieza a go-tear cuando se abre el grifo).

El exceso de colesterol, que también se incluye en la categoría de la arterioscle-ro-sis, aumenta con el consumo de alimentos con un contenido de grasas superior al normal. El colesterol se crea de for-ma natural en el hígado y fluye por la sangre. Como ya existe en el cuerpo, las cantidades excesivas de alimentos grasos desbordan el sis-tema. El colesterol añadido satura la sangre y el exceso se deposita en las paredes arteriales, incluyendo las del corazón y el cerebro. Estos de-pósitos estrechan el diámetro de las arterias, impiden la libre circulación de la sangre y aumentan la presión sanguínea. Si este estrechamiento se convierte en un bloqueo total, puede provocar un paro cardíaco o un derrame cerebral.

El estrés, que aumenta la presión sanguínea hasta niveles peligrosos, es una causa indirecta de las enfermedades car-diovasculares. Los orígenes del estrés pue-den ser físicos, debido a la falta de movi-miento o ejercicio, o mentales, como los producidos por la pérdida de un ser queri-do, un trauma, dificultades económicas o el enfado. Sin embargo, la mayoría de las enfermedades relacionadas con el estrés aparecen tras años de problemas y preocu-paciones acumuladas que se manifiestan a la vez. Esto dificulta el diagnóstico desde un punto de vista médico. La vida diaria tiene que ver con el estrés. El trabajo, la falta de ejercicio regular, el abuso de alcohol o drogas y muchos otros factores se suman a los años y ajustan cuentas.

Las disfunciones circulatorias se suelen producir por el bloqueo de una vena o arteria. El bloqueo suele aparecer como consecuencia de los depósitos grasos que se desprenden de las paredes de las venas o arterias y se alojan en un paso estrecho o en la intersección de dos venas más pequeñas. Las válvulas de las venas sólo permiten circular la sangre en una dirección. Si un objeto extraño bloquea una vena, éste perturba la circulación y la presión detrás del bloqueo aumenta.

La naturaleza de los movimientos uniformes y rítmicos del Tai Chi Chuan no perturba el sistema cardiovascular. El aumento de los movimientos corporales se realiza a un ritmo al que el sistema cardiovascular se puede adaptar sin problemas. El suave aumento asegura que la cantidad de sangre que llega a los músculos sea óptima y que les proporcione la

*Izquierda:* **Las legumbres, la col y los cereales son bajos en calorías y ayudan a evitar enfermedades cardiovasculares como parte de una dieta saludable.**

*Derecha:* **No existen barreras de edad en el Tai Chi y la práctica de forma regular beneficia a los ancianos, ya que los mantiene en forma.**

cantidad adecuada de oxígeno, proteínas, carbohidratos y grasas. La fatiga muscular en el ejercicio es signo de que los músculos no reciben las cantidades necesarias de nutrientes y la sangre circula a través de ellos con tanta rapidez que no puede extraer lo que necesita.

A medida que aumenta el ritmo del ejercicio, las pulsaciones también, activando señales de alarma si existe el riesgo de estiramiento excesivo. El Tai Chi permite que el corazón se adapte. Al tratarse de un músculo, esta suave adaptación de forma regular tiene un efecto fortalecedor.

Al aumentar los movimientos el cuerpo requiere más energía. Esto se debe al exceso de grasas acumuladas, por lo que se reducen los niveles del cuerpo y disminuye el ritmo de acumulación de depósitos en las arterias. Si la sangre circula más rápidamente, las venas y arterias empiezan a

recuperar la elasticidad de antaño y se reduce el endurecimiento. A medida que disminuye la presión en las paredes interiores, la presión sanguínea baja.

Si el cuerpo está relajado, el estrés mental también va desapareciendo. La práctica correcta de Tai Chi Chuan requiere concentración y si conseguimos olvidar las preocupaciones probablemente obtendremos una visión más clara del problema. Es posible incluso que, cuando volvamos a él, encontremos una solución.

Cuando se practica de forma regular el Tai Chi Chuan desarrolla un sistema cardiovascular fuerte en los jóvenes y limita la posibilidad de problemas en el futuro. En los adultos y grupos de edad avanzada el sistema cardiovascular se fortalece gradualmente y permite al cuerpo asimilar y reducir los problemas relacionados con el estiramiento excesivo.

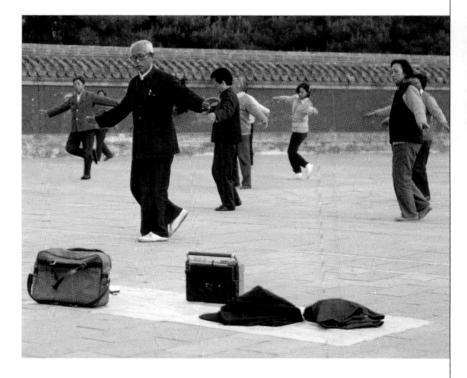

# LA BÚSQUEDA DEL BIENESTAR

MEDIANTE la práctica de Tai Chi Chuan aprendemos a desarrollar y utilizar el método respiratorio conocido como "respiración abdominal". Este método asegura que los pulmones se utilicen al máximo y puedan recoger la máxima cantidad de aire a cada inspiración, lo que, a su vez, se traduce en un mayor suministro de oxígeno al cuerpo.

Los pulmones contienen millones de vasos muy finos llamados capilares, a través de los cuales todo el suministro de sangre del cuerpo pasa una vez por minuto. La respiración correcta asegura que el cuerpo reciba suficiente oxígeno.

El cerebro utiliza un 20 por 100 del oxígeno que respiramos y un 15 por 100 del suministro de sangre del cuerpo. La sangre pasa y se filtra en los riñones cada cuatro minutos aproximadamente. Por tanto, es normal que los órganos internos del cuerpo se beneficien de cualquier aumento de oxígeno.

El Tai Chi Chuan beneficia a todo el cuerpo, tanto interna como externamente, ya que fomenta el bienestar físico, emocional y mental.

Tonifica, fortalece y aumenta la flexibilidad de los músculos y las articulaciones y, como es de bajo impacto, no ejerce demasiada presión en las articulaciones. El Tai Chi permite fortalecer el sistema cardiovascular de forma gradual y con un riesgo mínimo. Mejora el equilibrio y la coordinación, y la participación no tiene límites de edad o peso. El riesgo de lesiones es insignificante, por lo que conviene seguir practicando durante la recuperación de una lesión física. También se puede practicar sin problemas durante el embarazo y las mujeres que lo hacen durante este período suelen advertir la desaparición de problemas pre y pos natales.

El Tai Chi Chuan se puede practicar más de una vez al día sin riesgo de estiramiento excesivo y al principio no requiere mucho espacio.

Las clases formales permiten el desarrollo de las habilidades necesarias para que pueda practicar por su cuenta lo antes posible. Más adelante también puede practicar con una pareja o en un grupo.

A medida que desarrollamos la capacidad de practicar Tai Chi Chuan y nuestra salud mejora, conseguimos corregir la postura y empezamos a respirar adecuadamente. Además, tenemos la sensación de sentirnos mejor con nosotros mismos, lo que conduce a un aumento de confianza y vitalidad y una mejora de nuestra propia vida. Este bienestar empieza a influir en los que nos rodean, de modo que también mejoramos la calidad de vida de los demás.

*Derecha:* **La buena salud y el bienestar son algunos de los beneficios del Tai Chi Chuan, además del crecimiento personal y una visión positiva de la vida.**

*La retención de la integridad*

*Cuando cultivamos la creatividad
también cultivamos la receptividad.
Conserva la mente como la de un niño,
que fluye como el agua de un manantial.*

*Cuando reflexionas sobre algo
no pierdas su contrario.
Cuando pienses en el infinito
no olvides la infinidad.*

*Actúa con honor,
pero conserva la humildad.
Si actúas según la forma del tao
establecerás un precedente
para los demás.*

*Si conservas la integridad de los
mundos internos y externos,
mantendrás el respeto hacia ti
y el mundo interno se volverá fértil.*

*Lao Tzu*

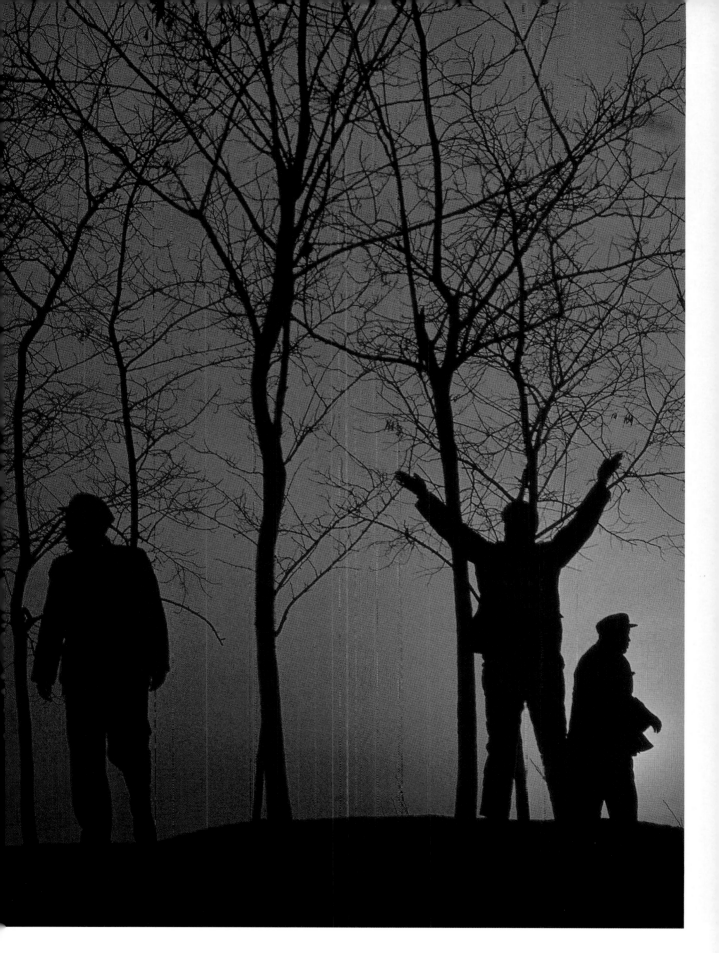

# CONTACTOS ÚTILES

Como el Tai Chi no es un deporte competitivo, no existe una institución que lo regule. Para obtener información sobre clases de Tai Chi en su zona consulte las Páginas Amarillas, su centro deportivo local o las sociedades y asociaciones que se detallan a continuación.

**INTERNATIONAL TAIJIQUAN & SHAOLIN WUSHU ASSOCIATION (ITSWA)**
• Sifu Derek Frearson
• 28 Linden Farm Drive,
• Countesthorpe, Leicester LE8 5SX
• Tel./fax: (116) 277-4260
• email: Sifu@itswahq.freeserve.co.uk
• www.itswa.freeserve.co.uk

**INTERNATIONAL TAOIST TAI CHI SOCIETY**
**Europa:**
• Bounstead Road, Blackheath,
• Colchester, Essex CO2 0DE UK
• Tel.: (1206) 576167
• Fax: (1206) 572269
• email: europe@ttcs.org
**EE.UU.:**
• 1310 North Monroe Street,
• Tallahassee, Florida 32303
• Tel.: (850) 224-5438
• email: usa@ttcs.org
**Australia:**
• 75 Riverside Road,
• East Fremantle, WA 6158
• PO Box 23 Palmyra WA 6157
• Tel./fax: (8) 9339-1331
• email: australia@ttcs.org

**INTERNATIONAL YANG STYLE TAI CHI CHUAN ASSOCIATION**
**EE.UU.:**
• 280 Newport Way, NW#B14,
• Issaquah, WA 98027
• Tel./fax: (425) 369-8841
**Europa:**
• Valhallavagen 58,
• 11427 Estocolmo, Suecia
• Tel.: (8) 201-800
• Fax: (8) 201-832
**China:**
• No.10 Wu Cheng West Street,
• Taiyuan, Shanxi, PRC 03006
• Tel.: (351) 704-2713

## REINO UNIDO E IRLANDA

**BRITISH COUNCIL FOR THE CHINESE MARTIAL ARTS (BCCMA)**
• c/o 110 Frensham Drive,
• Stockingford, Nuneaton,
• Warwickshire CV10 9QL
• Tel./fax: (906) 302-1036
• email: info@bccma.demon.uk
• www.bccma.org.uk

**TAI CHI UNION FOR GREAT BRITAIN**
• 1 Littlemill Drive, Balmoral Gardens,
• Crookston, Glasgow G53 7GE
• Tel.: (141) 810-3482
• Fax: (141) 810-3741
• email: secretary@taichiunion.com

## EUROPA

**EUROPEAN WUSHU FEDERATION (EWF)**
• 11 Lucas Close, Yatchley,
• Camberly GU17 7JO
• Reino Unido

## CHINA

**INTERNATIONAL WUSHU FEDERATION (IWUF)**
• 3 Anding Road, Chaoyang District,
• Pequín 100101

## EE.UU.

**USA WUSHU KUNGFU FEDERATION (USAWKF)**
• 6313 Harford Road,
• Baltimore, Maryland 21214
• Tel.: (410) 444-6666
• Fax: (410) 426-5524

## NUEVA ZELANDA

**NEW ZEALAND WUSHU FEDERATION**
• 74 May Road, Mt Roskill, Auckland
• Tel.: (9) 309-2855
• Fax: (9) 309-6760

## SUDÁFRICA

**CHINESE MARTIAL ARTS AND HEALTH CENTRE (CMAHC)**
• 85 Station Rd, Observatory,
  Cape Town
• Tel.: (21) 448-2594
• email: cmahc@mweb.co.za
• www.cmahc.co.za

# ÍNDICE

## AGRADECIMIENTOS

El autor desea dar las gracias a las siguientes personas, cuya ayuda fue imprescindible para la elaboración de este libro: mis profesores y alumnos, quienes me dieron la razón; Corinne, por la oportunidad; Lauren y Lille, dos alumnos con talento, por su paciencia durante las sesiones de fotos; Ryno, por su profesionalidad; mis amigos Bille Lee, John, Cathy, Karl y Catherine, por su apoyo y aliento; y Sheryl, Claire y Gill de New Holland, por la ayuda y las sugerencias.

Los editores quieren dar las gracias a Nick Aldridge y Alzette Prins por su paciencia e inquebrantable entusiasmo; al calígrafo Simo Spiller, por añadir un toque único con sus pinceladas interpretativas, y a los modelos Deirdre Rhodes, Annaline DeWit, Sifu Luke Skywalker y Philip Coetzee, por su amable ayuda en las sesiones de fotos.

## CRÉDITOS DE FOTOGRAFÍA

Todas las fotografías han sido tomadas por Ryno Reyneke, a excepción de las que han proporcionado los siguientes fotógrafos y/o agencias (el copyright queda reservado a las personas físicas y/o sus agencias): NHIL = New Holland Image Library

| | | | | | |
|---|---|---|---|---|---|
| 2-3 | Nicholas Aldridge | 15 | Nicholas Aldridge | 48 (arriba) | Stone/Gallo Images |
| 4 | Nicholas Aldridge | 16 | Corbis Images | 54 (arriba) | Nicholas Aldridge |
| 7a | Nicholas Aldridge | 24 | Colin Lewis | 58 (arriba) | Nicholas Aldridge |
| 7b | Nicholas Aldridge | 25 | Peter Baasch | 68 (arriba) | Nicholas Aldridge |
| 7c | Nicholas Aldridge | 35 | Nicholas Aldridge | 75 | Nicholas Aldridge |
| 7e | Nicholas Aldridge | 36 | Sean O'Toole | 76 | Nicholas Aldridge |
| 7g | Nicholas Aldridge | 37 | Nicholas Aldridge | 77 | Joost Warsanis |
| 11 | Nicholas Aldridge | 40 (arriba) | Nicholas Aldridge | 91 | Corbis Images |
| 12 | Joost Warsanis | 42 (arriba) | Nicholas Aldridge | 93 | Corbis Images |
| 13 | Simon Spiller | 44 (arriba) | NHIL/Nigel Dennis | | |
| 14 | Mary Evans Picture Library | 46 (arriba) | NHIL/Kelly Walsh | | |